U0351704

情绪和心理急救

应对各种日常心理伤害的策略和方法

连 山 著

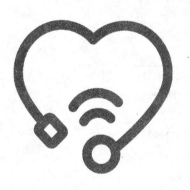

天津出版传媒集团

天津科学技术出版社

图书在版编目（CIP）数据

情绪和心理急救 : 应对各种日常心理伤害的策略和
方法 / 连山著 . -- 天津 : 天津科学技术出版社 ,
2022.2（2023.12 重印）

ISBN 978-7-5576-9839-3

Ⅰ . ①情… Ⅱ . ①连… Ⅲ . ①心理健康—通俗读物
Ⅳ . ① R395.6-49

中国版本图书馆 CIP 数据核字（2022）第 020383 号

情绪和心理急救 : 应对各种日常心理伤害的策略和方法
QINXU HE XINLI JIJIU:YINGDUI GEZHONG RICHANG
XINLI SHANGHAI DE CELUE HE FANGFA

策 划 人：	杨 譞
责任编辑：	杨 譞
责任印制：	兰 毅
出 版：	天津出版传媒集团 天津科学技术出版社
地 址：	天津市西康路 35 号
邮 编：	300051
电 话：	（022）23332490
网 址：	www.tjkjcbs.com.cn
发 行：	新华书店经销
印 刷：	三河市兴达印务有限公司

开本 880×1 230 1/32 印张 6 字数 130 000
2023 年 12 月第 1 版第 3 次印刷
定价：35.00 元

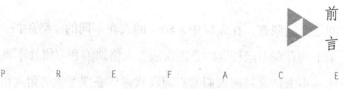
心理是沟通人的主观世界和外界环境的桥梁。在这个世界上，人的心理世界是最复杂的、最玄奥的，像浩瀚无边的宇宙，深邃而难以琢磨。心理世界能为人们的成功带来力量的源泉和成功的保证。心理学教授乔治·斯格密指出："如果说人生的成功是珍藏在宝塔顶端的桂冠，那么，健康的心理就是握在我们手中的一柄利剑。只有磨砺好这柄利剑，才能一路披荆斩棘，最终夺取成功的桂冠。"

然而，心理疾病像鬼魂一样如影随形，人们的心理疾病由来已久，而且有根深蒂固的渊源。国内一位资深心理学家曾经断言："随着中国社会向商业化的变革，人们面临的心理问题对自身生存的威胁，将远远大于一直困扰中国人的生理疾病……"的确，历史的发展向我们展示了一个不争的事实，我们身边的大多数人，包括我们自己，都能切实地感受到，在经济、文化、价值观念急剧变化，社会急剧转型的时代，心理问题已经跃居为首要问题。据调查，在人群中，80% 的人在不同的年龄阶段，甚至一生中均存在不同程度的心理疾病、人格缺陷和习得性不良行为。

本书结合目前人们的心理现状，从心理医生的角度讲述了 88 个生动的故事，又对这些案例做了深入浅出的心理理论分析，并针对各种心理问题和心理障碍，指出简单易行、便于操作，而且效果显著的解决途径。全书集针对性、生动性、专业性、实用性于一体，是一本视角新颖而又中肯实用的心理健康辅导读物。

通过阅读本书，希望你能走进自己的内心深处，在一个个故事中涤荡自己的心灵，呵护自己内心的世界，永葆心理健康，发掘你内心的潜能，为成功做好充分的心理准备。

目录
C O N T E N T S

第三章

卸下创伤与成瘾，找回本真的自己

第四章

排除心中杂念，重塑自我认知

第五章

与抑郁和解，收获内心宁静

第六章

走出人生困顿，活出自洽人生

第一章

疗愈你的情绪，
接纳自我

1

告别悲观的阴云 —— 悲观

⊙**案例故事：**

小倩的烦恼

小倩是一个年轻的女孩，但她并没有同龄人的阳光，悲观总是萦绕在她的周围，她时常觉得生活没有目标。最近这种情绪越来越强烈，好像做什么都提不起劲，很孤独，周围的环境又让她觉得很无趣。她也想改变，但又觉得自己能力不够，很消极，越来越自卑，不爱说话，于是也就显得有些孤僻。小倩是个爱思考的人，曾用很长一段时间来思考活着的意义，但她发现自己找不到答案，她觉得很迷惘，眼看就要大学毕业了，她不知道以后的路该怎么走。

在心理咨询室里，她对心理医生说："我从小家庭就很不幸，可以说是在同学和邻居的指指点点下长大的。我从小心里就充满了自卑，很封闭、很悲观，导致了我从来交不到朋友，别人看我外表冷漠也不敢和我交流。现在长大了，外表使我有不少追求者，也减少了很多自卑，我也爱上了一个男孩，现在是我的男朋友，可是我总是很悲观，认为我们早晚会分开。他开始还忍着，可现在经常因为这个和我吵，我也知道自己过分了，可是就是悲观。"

√心理解惑：

悲观的阴云从何而来

小倩所烦恼的正是一种常见的心理障碍——悲观。悲观是一种有害的心理状态。

美国著名心理学家赛利格曼认为，悲观的人对失败的看法与乐观的人有所不同，悲观者在看待失败上有三个特点：

第一，时间难度上，悲观的人把失败解释成永久性的；而乐观的人则倾向于认为，一次失败是暂时的，下次就会好了。

第二，从空间维度上，悲观的人把失败解释成普遍的，如果某个阶段目标失败了，就会认为自己会在所有目标中都失败；而乐观的人则不会将失败普遍化，认为某个目标没实现只是说明自己在这个方面需要进一步努力，与目标无关。

第三，悲观的人倾向于将失败解释为个人原因，认为只有自己要对失败完全负责。而乐观的人则认为失败虽然有个人原因，但不只是个人的原因，有时一些无法抗拒的力量和运气也影响着成败。赛利格曼的理论向我们提示，只要改变对失败的看法，就会使他们有信心去重新面对现实，树立学习、生活的目标。

∴心理调节：

告别阴云，重见阳光

其实，悲观的心态并不可怕，只要你决定调整自己的心态，一切困难都可以克服。

1.越担惊受怕，就越遭灾祸。因此，一定要懂得积极态度所带来的力量，要相信希望和乐观能引导你走向胜利。

2.即使处境危难，也要寻找积极因素。这样，你就不会放弃取得微小胜利的努力。你越乐观，克服困难的勇气就越大。

3.以幽默的态度来接受现实中的失败。有幽默感的人，才有能力轻松地克服厄运，排除随之而来的倒霉念头。

4.既不要被逆境困扰，也不要幻想出现奇迹，要脚踏实地、坚持不懈、全力以赴去争取胜利。

5.不管多么严峻的形势向你逼来，你都要努力去发现有利的因素。之后，你就会发现自己到处都有一些小的成功。

6.不要把悲观作为保护你失望情绪的缓冲器。乐观是希望之花，能赐人以力量。

7.当你失败时，你要想到你曾经多次获得过成功，这才是值得庆幸的。如果10个问题，你做对了5个，那么还是完全有理由庆祝一番的，因为你已经成功地解决了5个问题。

8.在闲暇时间，你要努力接近乐观的人，观察他们的行为。通过观察，你能培养起乐观的态度，乐观的火种会慢慢地在你内心点燃。

2

昨夜星辰昨夜风 —— **病态怀旧**

⊙**案例故事:**

别在"如果,只要"中生活

一个夏天的下午,一个年轻人走进一家心理咨询诊所。

"怎么样,年轻人,"医生不加寒暄就说,"什么事让你不痛快?"对心理医生这种洞察心事的本领,年轻人并不意外,他直截了当地告诉医生使自己烦恼的事情。然后,医生说:"来吧,到我的诊所去。我要看看你的反应。"

医生从一个硬纸盒里拿出一卷录音带,塞进录音机里。"在这卷录音带上,"他说,"一共有3个来看我的人所说的话,当然没有必要说出他们的名字。我要你注意听他们的话,看看你能不能挑出支配了这3个案例的共同因素,只有4个字。"他微笑了一下。

年轻人开始听了,录音带上这3个声音共有的特点是不快活。第一个是男人的声音,显示他遭到了某种生意上的损失或失败。第二个是女人的声音,说她因为照顾寡母的责任感,以至于一直没能结婚,她心酸地述说她错过了很多结婚的机会。

第三个是一位母亲，因为她十几岁的儿子和警察有了冲突，而她一直在责备自己。

在3个声音中，年轻人听到他们一共6次用到4个字："如果，只要。"

"你一定大感惊奇，"医生说，"你知道我坐在这张椅子里，听到成千上万用这几个字作为开头的内疚的话。他们不停地说，直到我要他们停下来。有的时候我会要他们听刚才你听的录音带，我对他们说："如果，只要你不再说如果、只要，我们或许就能把问题解决掉！"医生伸伸他的腿。"用'如果，只要'这4个字的问题，"他说，"是因为这几个字不能改变既成的事实，却会使我们朝着错误的方面，让我们向后退而不是向前进，并且只是浪费时间。最后，如果你用这几个字成了习惯，那这几个字就很可能变成阻碍你成功的真正的障碍，成为你不再去努力的借口。"

"现在就拿你自己的例子来说吧。你的计划没有成功，为什么？因为你犯了一些错误。那有什么关系，每个人都会犯错误，错误能让我们学到教训。但是在你告诉我你犯了错误，而为这个遗憾、为那个懊悔的时候，你并没有从这些错误中学到什么。"

"你怎么知道？"年轻人带着一点辩护地说。

"因为，"医生说，"你没有脱离过去式，你没有一句话提到未来。从某些方面来说，你十分诚实，你的内心还以此为乐。我们每个人都有一点不太好的毛病，喜欢一再讨论过去的错误。

因为不论怎么说，在叙述过去的灾难或挫折的时候，你还是主要角色，你还是整个事情的中心人……"

在医生的开导下，年轻人终于意识到，自己沉浸在过去错误的阴影中，还没有真正走出自我，并用积极上进的态度去改变现在的处境。医生告诉他，他患上了严重的"怀旧病"，而采用"如果，只要"这类字眼便是"怀旧"病的重要特征。

√心理解惑：

为什么病态怀旧

怀旧本来是一种很正常的心理现象，但社会中还有一些人以另一种方式怀旧。他们认定今不如昔，生活在今天，而志趣却滞留在昨日，一言一行与现实生活格格不入。

病态怀旧心理的产生有社会原因，也有主观因素。

从社会原因来看：

1. 主要是社会变迁。由于社会结构与阶层发生了重大变化，社会资源与利益重新分配组合，社会地位与经济利益受到冲击的那一部分人，极易产生失落感，但又无能为力，只能通过怀旧的方式来表达对现实的遗憾。

2. 随着现代文明和大都市的大规模崛起，原有的生活环境无情地解体。在大城市，人们告别了四合院、胡同、里弄，但又被困在钢筋水泥的框架中；在乡村，诗篇一样的田野，不断被公路、铁路吞噬；工业污染了大地；电视使世界和人们接近，却又使人们的心灵彼此疏远。这一切都使一些人感到不适与恐惧。

从主观方面看：

1. 怀旧实质上是一种对现实生活的躲避和遁逃，是一种特殊的机制。它把我们所不想回忆的痛苦和压抑隐藏了，忘却了，以至于我们自己永远不会再想起。而另一方面，它又把我们过去生活中美好的东西大大强化了、美化了，以至于人们在几次类似的回忆后把自己营造的回忆当作真实。

2. 怀旧起源于个人的失落感。失落导致回首，试图寻找昔日的安宁与情调。

∴心理调节：

抛开梦幻，走回现实

病态怀旧对一个人具有一定的危害性。在生活中，一个拥有病态怀旧心理的人需要从以下几点来进行自我心理治疗：

1. 要积极参与现实生活。如认真地读书、看报，了解并接受新事物，积极参与改革的实践活动，学会从历史的高度看问题，顺应时代潮流，不能老是站在原地思考问题。

2. 要学会在过去与现实之间寻找最佳结合点。如果对新事物立刻接受有困难，可以在新旧事物之间找一个突破口，例如思考如何再立新功、再造辉煌，不忘老朋友、发展新朋友，继承传统、厉行改革等。从新旧结合做起。

3. 充分发挥正常怀旧心理的积极功能。正常的怀旧有一种

◇ 产生怀旧心理的原因 ◇

怀旧心理的产生有社会原因，也有主观因素。

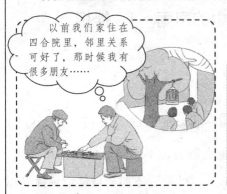

以前我们家住在四合院里，邻里关系可好了，那时候我有很多朋友……

从社会原因来看

由于社会各方面不断改革变化，社会地位与经济利益受到冲击的那一部分人，极易产生失落感，但又无能为力，只能通过怀旧的方式来表达现实的遗憾。

从主观方面看

怀旧实质上是一种对现实生活的躲避和逃遁，总是不肯面对现实，沉浸在被理想化的过去里面。

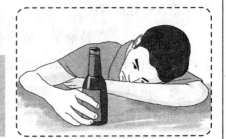

怀旧起源于个人的失落感。失落导致回首，以寻找昔日的安宁与情调。

寻找宁静、维持心灵平和、返璞归真的积极功能。这方面的功能多一些，病态的、消极的心态就会减少。因此，也不应对怀旧行为一概反对，正常的怀旧还是要提倡的。

3

战胜人生途中的风雨 —— 挫折

⊙**案例故事：**

肖兰的遭遇

肖兰的心情很沉重，她克制着，不使自己的眼泪落下来，让大家认为她是一个软弱的人，可是刚才那一幕幕情景像录像一样又出现在她的眼前。

"丁零零"，上课铃响了，老师笑吟吟地迈进了教室，说："这节课竞选班干部……"话还没说完，大家就叽叽喳喳地议论起来。肖兰虽默默无言，心里却像吃了定心丸，她想："凭我当了几学期中队长的资历，再加上上学期又是三好学生，怎么说这中队长我是当定了。"

肖兰静静地坐着，听着几位"自告奋勇"的同学的发言，不禁有点儿羡慕她们的勇气。突然，老师点了肖兰的名字，她站起来愣了一下，支支吾吾地说："我决心——继续当中队长。"老师听了也满意地笑了。她正在得意，谁知同班男生王燕伟霍地一下站了起来说："我也想竞争中队长。"从他那涨红了的脸可以看出他内心一定非常激动。"哗"，教室里掌声四起。老师挥了挥手说："下面给你俩10分钟时间，说一说搞好中队工作的设想，然后再进行民意测验。"结果，王燕伟的票数以绝对优势当选了中队长，肖兰强作欢颜，勉强拍了几下手。放学了，肖兰还呆呆地坐着，她不知回家如何面对父母，以后如何面对老师和同学。

✓心理解惑：

生命的天空需要风雨洗礼

肖兰的遭遇其实就是我们常见的挫折心理。

心理学上所说的挫折，是指人们为实现预定目标采取的行动受到阻碍而不能克服时，所产生的一种紧张心理和情绪反应，它是一种消极的心理状态。在人生漫长的旅途中，由于各种主客观原因，谁都不是一顺风顺、万事如意的，都难免遇到一些困难和失败，甚至饱经风雨和坎坷。一般学习上的困难、工作中的不顺利、人际关系的一时误会和摩擦、恋爱中的波折等，固然会引起不良情绪反应，但相对而言，毕竟是区区小事，影响不大。但严重的挫折，会造成强烈的情绪反应，或者引起紧张、消沉、焦虑、惆怅、沮丧、忧伤、悲观、绝望。长期下去，这些消极恶劣的情绪得不到消除或缓解，就会直接损害身心健康，使人变得消沉颓废，一蹶不振；或愤愤不平，迁怒于人；或冷漠无情，玩世不恭；或导致心理疾病，精神失常；也有的可能轻生自杀，行凶犯罪。

挫折的产生一般可分为两类因素，即外在因素和内在因素。

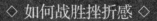

◇ 如何战胜挫折感 ◇

人生旅途中，不可能一帆风顺，遇到点挫折再正常不过了，那么，怎样克服内心的挫折感呢？可以从下面的方法入手。

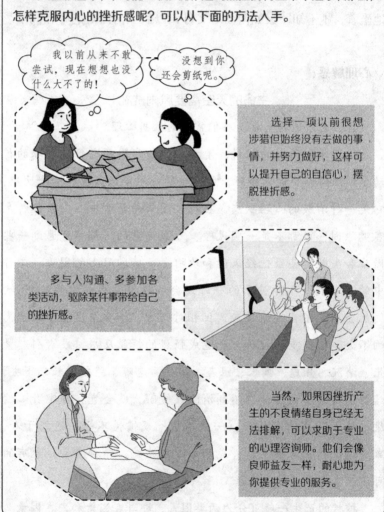

我以前从来不敢尝试，现在想想也没什么大不了的！

没想到你还会剪纸呢。

选择一项以前很想涉猎但始终没有去做的事情，并努力做好，这样可以提升自己的自信心，摆脱挫折感。

多与人沟通、多参加各类活动，驱除某件事带给自己的挫折感。

当然，如果因挫折产生的不良情绪自身已经无法排解，可以求助于专业的心理咨询师。他们会像良师益友一样，耐心地为你提供专业的服务。

1. 外在因素

又可分为实质环境与社会环境。

（1）实质环境：包括个人能力无法克服的自然环境的限制，严重的例如无法预料的天灾地变、衰老疾病，轻微的如下雨无法去郊游。

（2）社会环境：包括所有个人在社会生活中所遭受到的政治、经济、道德、宗教、风俗习惯等人为的限制，例如因种族的不同，使一对相爱的男女无法结婚，或由于考试制度的关系，使一个具有特殊才能的人，无法发挥其才能。

2. 内在因素

包括个人的生理条件与动机的冲突。

（1）个人的生理条件，指个人具有的智力、能力、容貌、身材以及生理上的缺陷疾病所带来的限制。如一个色盲者无法进医学院念书，或担任某些特殊的工作。

（2）动机的冲突，指个人在日常生活中，经常同时产生两个或两个以上的动机。假如这些并存的动机无法同时获得满足，而且互相对立或排斥，其中某一个动机获得满足，其他动机受到阻碍，则产生难于做出选择的心理状态，称为动机的冲突。

∴心理调节：

风雨之后见彩虹

受挫后的心理失衡，不仅影响人的工作、生活，还严重影响人的健康。长久的心理失衡，不仅会引起各种疾病，甚至能使人丧生。为了避免受挫后消极心理的产生，提供如下几种调节方法：

1.倾诉法

即将自己的心理痛苦向他人诉说。倾诉法是近年来医学心理学比较提倡的一种治疗心理失衡的方法。受挫后如果把失望焦虑的情绪封锁在心里，会凝聚成一种失控力，它可能摧毁肌体的正常机能，导致体内毒素滋生。适度倾诉，可以将失控力随着语言的倾诉逐步转化出去。

2.优势比较

受挫后有时难于找到适当的倾诉对象以诉衷肠，便需要自己设法平衡心理。优势比较法要求去想那些比自己受挫更大、困难更多、处境更差的人。通过挫折程度比较，将自己的失控情绪逐步转化为平心静气。其次，寻找分析自己没有受挫感的方面，即找出自己的优势点，强化优势感，从而增强挫折承受力，认识事物相互转化的辩证法。

3.重树目标

挫折干扰了自己原有的生活，打破了自己原有的目标，需要重新寻找一个方向，确立一个新的目标，这就是目标法。目标的确立，需要分析思考，这是一个将消极心理转向理智思索的过程。目标的确立标志着人已经开始了下一步争取新的成功的历程。

4

审视你内心的潮汐 —— 浮躁

⊙**案例故事：**

害人的浮躁

"高伟这次得奖，不但是你们幸福社区的荣耀，也是本县的光荣。本人相信高伟在高一能得到科学竞赛的冠军，不到十年，他一定会是诺贝尔奖的得主！"

县长的话还没说完，礼堂里就已经响起一片如雷的掌声。

就在掌声中，县长把金牌挂在高伟的脖子上。接着又抬来一个两尺高的大银杯，先高高举起，再交给高伟，还给了高伟一个紧紧地拥抱。

台下的掌声就更疯狂了。

表彰大会结束，记者还缠着高伟不放。更有那成群的小女生尖叫着要高伟签名。幸亏校长聪明，一声"抬"，叫几个壮硕的大男生把高伟抬了起来，高高的，像是坐八抬大轿似的冲出人群。

校长最近真是兴奋极了，因为原本默默无闻的育才中学，出了个知名人物，水涨船高，学校也一下子身价百倍。

先是区里表彰校长治校有方，培养出这么聪明的天才学生，并将她请到区里最好的酒店摆上酒席。校长自然带着高伟一同前往。

当然，超级天才也一定出生于超级家庭。

自从高伟得奖，高家的客人就没断过。除了记者、要求高伟挂名的补习班、慕名而来的居民、崇拜英雄的小女生，甚至还有媒婆，要为高伟说亲。

高妈和高爸可乐坏了，尤其是高妈，每天编一套——高伟小时候吃多少个月的母乳、怀孕的时候怎么做胎教、平常给高伟吃什么、看多久电视、睡什么枕头、喝什么饮料……

高伟就这样在闪光灯下，在前呼后拥中度过了半年。渐渐地，报纸头条也不见了高伟的名字。一年后，校长上调市里，一切又趋于平静。

两年后，街头巷尾又传播着一条新闻："听说了吗？两年前得大奖的那个高伟，连大学都没考上……"

"哎，这孩子……"

√**心理解惑：**

审视你内心的潮汐

"浮躁"指轻浮，做事无恒心，见异思迁，心绪不宁，总想不劳而获，成天无所事事，脾气大，忧虑感强烈。

浮躁是当前普遍的一种病态心理表现。面对急剧变化的社会，不知所为，心里无底，对前途无信心。在情绪上表现出一种急躁心态，在与他人的攀比中，更显出一种焦虑的心情。由于焦躁不安，情绪取代理智，使得行动具有盲动性，做事前缺乏思考，只要能达到目的，违法乱纪的事情都会去做。

那么人为什么会产生浮躁的心理呢？

1. 从历史原因讲，主要是过去遗留问题太多，自己的期望值又过高，竞争气氛激烈，变革旧有习惯的愿望对原有习惯、行为的冲击太大，心中重新定位的角色很模糊，于是，心神不宁、焦躁不安、迫不及待就不可避免地成为一种心理障碍。

2. 从个人主观方面来看，个人间的攀比是产生浮躁心理的直接原因。"人比人，气死人"，通过攀比，对学习环境不适应，对自己现有状态不满意，于是过急的欲望油然而生，因而使人们显得异常脆弱、敏感，稍有"诱惑"就会盲从。

3. 浮躁是一种冲动性、情绪性、盲动性相交织的病态社会心理，它与艰苦学习、脚踏实地、励精图治、公平竞争是相对立的。浮躁使人失去对自我的准确定位，使人随波逐流、盲目行动，对此必须及时予以纠正。

∴心理调节：

务实才能力戒浮躁

浮躁不但影响学习和事业，还影响人际关系和身心健康，其害处可谓大矣，故应该力戒浮躁。

那么怎样才能戒除浮躁呢?

众所周知,轻浮急躁和稳重冷静是相对的,因此,力戒浮躁必须培养稳重的气质和精神。稳重冷静是一个人思想修养、精神状态良好的标志。在生活节奏非常快速的今天,一个人只有保持冷静的心态才能思考问题,才能在纷繁复杂的大千世界中站得高、看得远。

1.在攀比时要知己知彼

"有比较才有鉴别",比较是人获得自我认识的重要方式,然而比较要得法,即"知己知彼",知己又知彼才能知道应该具有可比性。例如,相比的两人能力、知识、方法、投入是否一样,否则就无法去比,而得出的结论也就是虚假的。有了这一条,人的心理失衡现象就会大大减低,也就不会产生那些心神不宁、无所适从的感觉。

2.要有务实精神

务实就是"实事求是,不自以为是"的精神,是革新求变的基础。

3.遇事善于思考

考虑问题应从现实出发,不能跟着感觉走。目标要实际,过程要坚实,真正做一个务实打拼的人。

4.正确对待浮躁心理

偶尔产生浮躁心理是很正常的,这时可以找朋友聊聊天,及时化解浮躁的情绪。

5

孤独的人是可耻的 —— **孤独**

⊙**案例故事：**

陈丽的孤独

5 年前，陈丽失去了自己的丈夫，她悲痛欲绝，自那以后，她便陷入了一种孤独与痛苦之中。"我该做些什么呢？"在她丈夫离开她近一个月之后的一天晚上，她对朋友哭诉，"我将住到何处？我将怎样度过一个人孤独的日子？"

朋友安慰她说，她的孤独是因为自己身处不幸的遭遇之中，才 50 多岁便失去了自己生活的伴侣，自然令人悲痛异常。但时间一久，这些伤痛和孤独，便会慢慢减缓消失，她也会开始新的生活——从痛苦的灰烬之中建立起自己新的幸福。

"不！"她绝望地说道，"我不相信自己还会有什么幸福的日子。我已不再年轻，孩子也都长大成人，成家立业。我孑然一身还有什么乐趣可言呢？"抱着这种孤独陈丽得了严重的自怜症，而且不知道该如何治疗。好几年过去了，她的心情一直都没有好转。

有一次，朋友忍不住对她说："我想，你并不是要特别引起别人的同情或怜悯。无论如何，你可以重新建立自己的新生活，结交新的朋友，培养新的兴趣，千万不要沉溺在旧的回忆里。"后来，她觉得孩子们应该为她的幸福负责，因此便搬去与一个结了婚的女儿同住。

但事情的结果并不如意，由于她的孤僻，使她和女儿都面临一种痛苦的经历，甚至恶化到母女反目成仇。陈丽后来又搬去与儿子同住，但也好不到哪里去。后来，孩子们只好共同买了一间公寓让她独住，但这更加重了她的孤独。

她对朋友哭诉道，所有家人都弃她而去。陈丽的确一直都没有再享有快乐的生活，因为她认为全世界都在孤立她。

√心理解惑：

为什么世界抛弃了我

孤独本来是人类的自然本性。但是极度的孤独或者长期的孤独，使自己与世隔绝，就成为一种心理障碍了。

造成孤独心理的原因大约在三种：

一是由于目空一切，非常自傲，认为别人都是低微平庸的，如果与这些人交往，就会掉"身价"，从而使自己陷入孤独的境地。

二是由于妄自菲薄，非常自卑，认为别人会因为自己的某些短处或缺陷而看不起自己，因此筑起"围城"自我封闭，与别人"断交"或尽可能少往来。

三是由于愤世嫉俗，追求完美的"理想世界"，而这种"理想世界"又无法与现实相容，因此其所作所为常常不被多数人

◇ 造成孤独心理的原因 ◇

我们在生活中，为什么会产生孤独心理呢？造成孤独心理的原因大约有三种：

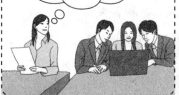

1. 自傲

认为别人都是低微平庸的，如果与这些人交往，就会掉"身价"，从而使自己陷入孤独的境地。

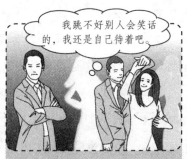

2. 自卑

认为别人会因为自己的某些短处或缺陷而看不起自己，因此筑起"围城"自我封闭。

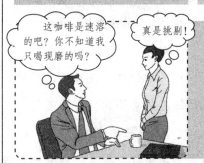

3. 吹毛求疵

追求完美的理想世界，却又无法与现实相容，因此，其所作所为常常不被多数人理解，从而造成孤独心理。

了解了孤独的原因，我们就要适时调整自己，不让自己陷入过度的孤独感中。

理解，从而造成孤独心理。

∴心理调节：

别让自己与世隔绝

如何才能战胜孤独呢？不妨采取以下方法。

首先，要战胜自卑，因为总觉得跟别人不一样，所以就不敢跟别人接触，这是自卑心理造成的一种孤独状态。

其次，要随时跟朋友们保持联系，不应该只是在你感觉到孤独的时候才想起他们。要知道，别人也都跟你一样，能够体会到友谊的温暖，或者为别人做点什么。跟人们相处时感到的孤独，有时候会超过一个人独处时的十倍，这是因为你与周围的人格格不入。

再次，适度地离开熙熙攘攘的尘嚣世界，接近大自然，享受大自然带给我们的乐趣，也是排遣孤独的良好方式。只不过忙碌于名利和生计的人们，早已没有恬适的心情去品味自然的美妙之处。

最后，你可以通过确立人生目标的方式来起到驱逐孤独感的作用。人害怕自己跟他人不一样，害怕被别人排斥，害怕在不幸的时候孤立无援，害怕自己的思想得不到旁人的理解……总之内心有一种恐慌，似乎人类的心灵越来越脆弱了。

要想从根本上克服内心的脆弱，莫过于给自己确立一些目标，培养某种爱好。一个懂得自己活着是为了什么的人，是不会感到寂寞的；同样，一个活着而有所爱、有所追求的人，也是不怕寂寞的。

6

杞人忧天是无益的行为 —— **焦虑**

⊙**案例故事：**

石油公司老板的心事

石油公司的一些运货员偷偷扣下了给客户的油量，卖给了他人，而老板却毫不知情。有一天，来自政府的一个稽查员来找老板，说他掌握了老板的员工贩卖不法石油的证据，要检举他们。但是，如果老板贿赂他，给他一点钱，他就会放他们一马。老板不能认同他的行为及态度。一方面老板觉得这是那些盗卖石油的员工的问题，与自己无关；但另一方面，法律又有规定"公司应该为员工的行为负责"。另外，万一案子上了法庭，就会有媒体来炒作，名声传出去会毁了公司的生意。老板焦虑极了，开始生病，三天三夜无法入睡，他一直在想：我到底应该怎么做才好呢？给那个人钱呢？还是不理他，随便他怎么做？

老板决定不了，每天担心，于是，他问自己：如果不付钱的话，最坏的后果是什么呢？答案是：他的公司会垮，事业被毁，但是他不会被关起来。然后呢？他也许要找个工作，其实也不坏。有些公司可能乐意雇用他，因为他很懂石油。至此，很有意思的是，他的焦虑开始减轻，然后，他开始思考解决的办法：除了上告或给他金钱之外，有没有其他的路？找律师呀，他可能有更好的点子。

第二天，老板就去见了律师。当天晚上他睡了个好觉。隔了几天，律师叫老板去见地方检察官，并将整个情况告诉检察官。意外的事情发生了，当老板讲完后，那个检察官说，我知道这件事，那个自称政府稽查员的人是一个通缉犯。老板心中的大石头落了下来。这次经历使他永难忘怀。此后，每当他开始焦虑担心的时候，他就用此经验来帮助自己摆脱焦虑。

√心理解惑：

无端焦虑为哪般

焦虑是一种没有明确原因的、令人不愉快的紧张状态。适度的焦虑可以提高人的警觉度，充分调动身心潜能。但如果焦虑过火，则会妨碍你去应付、处理面前的危机，甚至妨碍你的日常生活。

如一个人乘坐的汽车突然发生车祸，虽然自己没有受伤，感到侥幸、宽慰，但事后一想到这件事，心里就发抖，这是常说的"后怕"，其实就是焦虑。一个人面临会见重要人物、登台表演、等待可能来的空袭警报时都可能产生焦虑。

在这个时候，他们常常有一种说不出的紧张与恐惧，或难以忍受的不适感，主观感觉多为心悸、心慌、忧虑、担心、愣神、沮丧、灰心、自卑，但自己又无法加以克服，整日忧心忡忡，似乎感到灾难临头，甚至还会担心自己可能会因失去控制而精神错乱。患者在情绪上整天愁眉不展、神色抑郁、面孔紧绷，似乎有无限的忧伤与哀愁，记忆力衰退，兴趣索然，注意力涣散；在行为方面，常常坐立不安，走来走去，抓耳挠腮，不能安静下来。

心理学研究表明，导致焦虑的原因既有心理的因素，又有生理因素的参与，同时，人的认知功能和社会环境也起重要作用。

研究发现，焦虑者及其亲属一般多具有焦虑性格，即易焦虑、激怒，胆小怕事，谨小慎微，情绪不稳，不安全感强，自信心不足等。由于这种性格的原因，这种人即使遇到细小的事件也往往不能适应，面对轻微的挫折或身体不适就出现过度的紧张，以致逐渐产生焦虑。

∴心理调节：

别再杞人忧天

通常情况下，你还可以这样排除焦虑状态：

1.可以向心理医生或自己信任的亲朋好友倾诉内心的痛苦，也可以用写日记、写信的方式宣泄，或选择适当的场合痛哭、呼喊。

2.焦虑是人在应激状态下的一种正常反应，要以平常心对待，顺应自然、接纳自己、接纳现实，在烦恼和痛苦中寻求战胜自我的理念。

3.在心理医师的指导下训练，可以做自我放松训练。

4.无论学习还是工作，没有目标就会茫然不知所措。目标确立要适度，根据人生不同发展阶段确立目标。

5.回忆或讲述自己最成功的事，可以引起愉快情绪，利于忘掉不愉快的事，消除紧张、压抑心理。

6.积极参加文体活动。研究表明，音乐能影响人的情绪、行为和生理功能，不同节奏的音乐能使人放松，具有镇静、镇痛作用。

7.多参加集体活动，如郊游、植树、讲座、学生社团，等等。在集体活动中发挥自己的专长优势，增加人际交往。和谐的人际关系会使人获得更多的心理支持，缓解紧张、焦虑的情绪。

7

克制你的怒气 —— **愤怒**

⊙**案例故事:**

愤怒的蔓延

有一位经理,一大早起床,发现上班快要迟到了,便急急忙忙地开着车往公司奔。

一路上,为了赶时间,这位经理连闯了几个红灯,最终在一个路口被警察拦了下来,给他开了罚单。

这样一来,上班迟到已是必然。到了办公室之后,这位经理犹如吃了火药一般,看到桌上放着几封昨天下班前便已交代秘书寄出的信件,更是气不打一处来,把秘书叫了进来,劈头就是一阵痛骂。

秘书被骂得莫名其妙,拿着未寄出的信件,走到总机小姐的座位,照样是一阵狠批。秘书责怪总机小姐,昨天没有提醒她寄信。

总机小姐被骂得心情恶劣之至,便找来公司内职位最低的清洁工,借题发挥,对清洁工的工作,没头没脑地又是一连串声色俱厉的指责。

清洁工底下，没有人可以再骂下去，她只得憋着一肚子闷气。

下班回到家，清洁工见到读小学的儿子趴在地上看电视，衣服、书包、零食，丢得满地都是，刚好逮住机会，把儿子好好地教训了一顿。

儿子电视也看不成了，愤愤地回到自己的卧房，见到家里那只大懒猫正盘踞在房门口，儿子一时怒由心中起，立即狠狠地踢了它一脚，把猫儿给踢得远远的。

无故遭殃的猫儿，心中百思不解："我这又是招谁惹谁了？"

√心理解惑：

愤怒惹祸多

愤怒是一种情绪状态，按照强度不同可分为轻微的愤怒、强烈的愤怒，甚至暴怒。和其他情绪一样，愤怒也会伴随生理上的变化：当你感到生气时，心率和血压会上升，同时能量激素、肾上腺激素、甲状腺激素的水平都会升高。

在日常生活中，引起愤怒的原因很多，每个人都不可避免地会产生愤怒的情绪体验。愤怒是一种有害的情绪状态，常常会给人带来意想不到的麻烦，如同学关系疏远、师生关系紧张，而且长期、持续的愤怒对个体的健康损害也是极大的。《内经》上说："喜怒不节，则伤脏，脏伤则病起。"当人愤怒时，交感神经兴奋增强，从而使心率加快，血压升高。所以，经常发怒的人，容易患高血压、冠心病，而且可使病情加重，甚至危及生命。愤怒可使食欲降低，影响消化，经常发怒可使消化系统的生理功能发生紊乱。愤怒还会影响腺体的分泌功能。过度的愤怒甚至还会使人丧失理智，引发犯罪或其他后果。因此，控制愤怒的情绪十分重要。

∴心理调节:

做个不去生气的聪明人

愤怒是一种情绪，如果你控制不了自己的情绪，经常发怒，不妨试试以下几招。

第一，深呼吸。

从生理上看，愤怒需要消耗大量的能量，你的头脑此时处于一种极度兴奋的状态，心跳加快，血液流动加速，这一切都要求有大量的氧气补充。深呼吸后，氧气的补充会使你的躯体处于一种平衡的状态，情绪会得到一定程度的控制。虽然你仍然处于兴奋状态，但你已有了一定的自控能力，数次深呼吸可使你逐渐平静下来。

第二，理智分析。

你将要发怒时，心里快速想一下：对方的目的何在？他也许是无意中说错了话，也许是存心想激怒别人。无论哪种情况，你都不能发怒。如果是前者，发怒会使你失去一位好朋友；如果是后者，发怒正是对方所希望的，他就是要故意毁坏你的形象，你偏不能让他得逞！这样稍加分析，你就会很快控制住自己。

第三，寻找共同点。

虽然对方在这个问题上与你意见不同，但在别的方面你们是有共同点的。你们可搁置争议，先就共同点进行合作。

第四，回想美好时光。

想一想你们过去亲密合作时的愉快时光，也可回忆自己的得意之事，使自己心情放松下来。如果你仅仅是因为一个信仰上的差异而想动怒，你不妨把思绪带到一个令人快意的天地里：美丽的海滩、柔和的阳光、广阔的大海……你会觉得，人生是如此的美好，大自然是如此的包罗万象，人也应该有它那样的博大胸怀，不能执着于蝇头小利……想到这些，你就容易控制自己的怒气了。

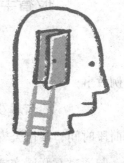

第二章

直面内心的冲突，
摆正好心态

8

披着羊皮的狼 —— 虚荣

⊙**案例故事：**

花季少年为什么走向犯罪

前段时间，某市公安局网监大队利用网络定位手段成功侦破了一起通过互联网实施盗窃的案件。犯罪嫌疑人小李年仅15岁，虽是一个正处于花季的少年，却熟练运用高科技手段实施了多次网络盗窃案件。15岁正值人生的美好花季，本应该天真无邪对未来充满希望的孩子却走进了人生的深渊。

自从网络普及之后，小李就像别的孩子一样对电脑网络一见钟情。一开始小李只是觉得好奇，认为网络是一个新奇的世界，学会聊天后，小李就迷上了QQ。一开始，小李只是普通用户，整天泡在网上浏览网页。后来，腾讯公司推出了相关的QQ宠物和贵宾制度等业务，时间一长，小李发现网络里边也分"贫富贵贱"。比如Q币少的穷人就不是会员，没有积分，不能领养宠物，在OICQ社区里就不能穿好看的QQ秀装、玩"富人"的QQ游戏，等等。

怎样才能给自己的QQ充值呢？小李动起了歪念头。

没有银行卡，没有网上的银行账号，没有一点通，小李想到了家里的电话。第一次，小李用家里的电话拨打了声讯特服号码充值。

有钱的感觉真好，小李玩得很开心。随着账号的升级、装备的更新，他的Q币也快花光了。由于电话充值的原则是只要电话接通就开始收取市话费，同时按3元/分钟收取声讯费用，挂机才停止计费，一段时间后，小李父母忽然发现自己家里的电话费暴涨，里面费用最多的一项就是"信息费"。老实巴交的父母不懂，以为是小李给同学打电话太多造成了家里电话费的飙升，就抓住小李批评了一通。看到父母严肃的表情，小李害怕了，他想，家里的电话不能打，那么楼道里的总可以用吧。原来，小李家住在市内某小区，他家门口的过道上有一个没上锁的铁盒子，里面是整栋楼的电话接线盒，好多红灯在那儿一闪一闪的。为了避开人多的时候，小李选择上午11点放了学之后"行动"。这时候大人们大都上班没回来，他就搬了张椅子踩在上面，摸索着把自己家的电话线接到别人家的电话线上。开始时，小李也心惊胆战的，每做一次夜里都要睡不着，好几天都觉得有人在背后盯着他看。慢慢地，他发现邻居们都没反应，几个月下来他就习惯了。今天接这家的，明天接那家的，有时候他一天接好几家的电话也没有什么感觉。

到案发时，小李已经有两个级别相当高的账户，可以享受所有的"尊贵""魅力"特权。小小年纪的他在互联网上却是装备精良、拥有绝对权利的"大款"。然而俗话说："若要人不知，除非己莫为。"还有一句话是："天网恢恢，疏而不漏。"终于有一天，网络警察通过监控手段掌握到小李作案的全过程。面对

◇ 虚荣心理的表现 ◇

如今，焦虑已经是很多人的情绪体验了，如果人的焦虑情绪严重，就可能会形成焦虑症，危害我们的身体健康。具体来说，焦虑症有以下几方面的危害：

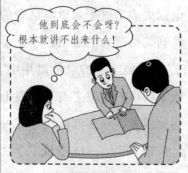

他到底会不会呀？根本就讲不出来什么！

1. 对自己虚假包装

对自己的能力、水平过高估计；不懂装懂，打肿脸充胖子，喜欢班门弄斧。

2. 喜欢吹嘘、逢迎

常在外人面前夸耀自己有权势的亲友；对上级拍马奉承。

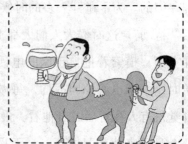

虚荣心理的表现有很多，总的来说就是见不得别人比自己好，常常夸耀自己，贬低别人。

突如其来的警察，小李痛哭流涕，父母如梦初醒。

√心理解惑:

人为什么会有虚荣心

因为虚荣，一个花季少年却陷入犯罪的泥潭，不能不令人惋惜。虚荣是指急于想在各方面胜过他人，以夸大自己在别人眼里的价值的方式来表现自己的强大。以假象昭示于人，通过欺瞒使自己得到他人的赞许，从而达到提高自己的效果。当自己做出虚荣行为时，表现得很自负，觉得自己很了不起、很强大，然而独自一人时，又会感到十分自卑，内心感到空虚和惆怅，活得非常累。

虚荣心是扭曲了的自尊心。虚荣心男女都有，但总的说来，女性的虚荣心比男性强。因此，虚荣心带给女性的痛苦比男性大得多。这一类型的人表面上表现为强烈的虚荣，其深层心理就是心虚。表面上追求面子，打肿脸充胖子，内心却很空虚。表面的虚荣与内心深处的心虚总是不断地在斗争着：一方面在没有达到目的之前，为自己不如意的现状所折磨；另一方面即使达到目的之后，也唯恐自己真相败露。一个人如果永远被这至少来自两方面的矛盾心理所折磨，他们的心灵总会是痛苦的，完全不会有幸福可言。

∴ 心理调节：

做真实的自己最美丽

虚荣心给人们带来的麻烦和苦恼也是有目共睹的，所以，我们一定不要成为虚荣的奴隶。那么如何摆脱虚荣的奴役呢？

1.要客观评价自，对自己的优缺点、优劣势有一个真实的评价，不要自己欺骗自己，要敢于正视自己的不足，建立对自己的信心。

2.调整追求目标，把追求胜于他人的欲望变成追求自我奋斗目标的实际行动。尽可能摆脱对表面东西的追求，通过积极的学习和努力，使自己成为一个强者。

3.正确地对待名誉，不要热衷于表面空有的虚名，注意实际能力的培养。

4.力戒说谎，避免以说谎来表现虚荣。

5.敢于自我暴露。不但要向他人表现自己的优点、优势，也要暴露自己的弱点、劣势，在人际交往、各种活动中流露自然的自我，自己是什么样的人就表现出什么样，有什么想法就说出来，做真实的自己。

6.不要为名声、形象所累。因为名声、形象实际上都是抽象的、虚幻的、人为的，受每个人的价值观念影响。只要你自己有相应的进取、发展、成熟的思维和行为，就完全可以按照自己的心理需求行事，不必过多考虑他人会说什么，有什么看法。

9

别把自己的影子拉得太长 —— **自负**

⊙**案例故事:**

自负的博士

一个晴朗的星期六,李医生的诊所里来了一名博士,他诉说着自己的苦闷,说自己是单位里的最高学历,却得不到尊重,更气人的是同事和一个清洁工亲切地打招呼,却不愿理他。在李医生的诱导下,博士讲出了一件与同事相处的小事:

有一天他到单位后面的小池塘去钓鱼,正好正副所长在他的一左一右,也在钓鱼。

他只是微微点了点头,这两个本科生,有啥好聊的呢?

不一会儿,正所长放下钓竿,伸伸懒腰,"蹭蹭蹭"从水面上如飞地走到对面上厕所。

博士眼珠瞪得都快掉下来了。水上漂?不会吧?这可是一个池塘啊。

正所长上完厕所回来的时候,同样也是"蹭蹭蹭"地从水上漂回来了。

怎么回事?博士生又不好去问,自己是博士生啊!

过了一会儿，副所长也站起来，走几步，"蹭蹭蹭"地漂过水面上厕所。这下子博士更是差点昏倒：不会吧，到了一个江湖高手云集的地方了吗？

博士也内急了。这个池塘两边有围墙，要到对面厕所非得绕10分钟的路，而回单位又太远，怎么办？

博士也不愿意去问两位所长，憋了半天后，也起身往水里跨：我就不信本科生能过的水面，我博士生不能过。

只听"咚"的一声，博士栽到了水里。

两位所长将他拉了出来，问他为什么要下水，他问："为什么你们可以走过去呢？"

两位所长相视一笑："这池塘里有两排木桩子，由于这两天下雨涨水正好在水面下。我们都知道这木桩的位置，所以可以踩着桩子过去。你怎么不问一声呢？"

李医生听完，笑着说，小伙子，问题出在你自己身上啊，你自己都不愿意和别人打交道，别人怎么会和你打成一片呢？

学历只能代表过去，只有学习力才能代表将来。持续学习，虚心请教，才能少走弯路。盲目自大，放不下架子向别人请教，结果只能是摔跟头。

√心理解惑：

自负的心理根源

这位博士是一名典型的自负者。自负是一种常见的心理障碍，形成自负的原因有以下几点：

一是过分娇宠的家庭教育。家庭教育是一个人自负心理产生的第一根源。对于青少年儿童来说，他们的自我评价首先取决于周围的人对他们的看法，家庭则是他们自我评价的第一参考系。父母宠爱、夸赞、表扬，会使他们觉得自己"相当了不起"。

二是生活中的一帆风顺。人的认识来源于经验，生活中遭受过许多挫折和打击的人，很少有自负的心理，而生活中的一帆风顺，则很容易养成自负的性格。现在的中学生大多是独生子女，是父母的掌上明珠，如果他们在学校出类拔萃，老师又宠爱他们，就会养成自信、自傲和自负的个性。

三是片面的自我认识。自负者掩盖自己的短处，夸大自己的长处，自负者同样也缺乏自知之明，同时又把自己的长处看得十分突出，对自己的能力评价过高，对别人的能力评价过低，自然产生自负心理。

四是情感上的原因。一些人自尊心特别强烈，为了保护自尊心，在交往挫折面前，常常会产生两种既相反又相通的自我保护心理。一种是自卑心理，通过自我隔绝，避免自尊心的进一步受损；另一种就是自负心理，通过自我放大，获得自卑不足的补偿。例如，一些家庭经济条件不是很好的学生，生怕被经济条件优越的同学看不起，便装清高，在表面上摆出看不起这些同学的样子。这种自负心理是自尊心过分敏感的表现。

◇ 如何克服自负心理 ◇

　　自负，会使人看不到自己的不足，容易失败。所以我们应该尽量克服自己的自负心理，我们可以从以下几方面去做：

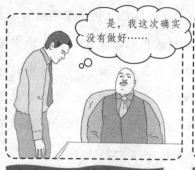

1. 对别人的批评虚心接受

　　自负者的致命弱点是不愿改变自己的态度或接受别人的观点，接受批评即是针对这一弱点提出的方法。

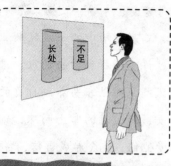

2. 提高自我认识

　　要全面地认识自我，既要看到自己的优点和长处，又要看到自己的缺点和不足。

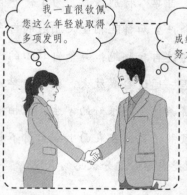

3. 要以发展的眼光看待成绩

　　辉煌的过去可能标志着你过去是个英雄，但它并不代表现在，更不预示将来。

∴**心理调节：**

看清自己最重要

人不能没有自负。尤其对青少年来说，在适当的范围内，自负可以激发他们的斗志，树立必胜的信心，坚定战胜困难的信念，使他们勇往直前。但是，自负又必须建立在客观现实的基础上，脱离实际的自负不但不能帮助人们成就事业，反而会影响自己的生活、学习、工作和人际交往，严重的还会影响心理健康。

那么如何克服自负的负面影响呢？

首先，接受批评是根治自负的最佳办法。自负者的致命弱点是不愿意改变自己的态度或接受别人的观点，接受批评即是针对这一特点提出的方法。它并不是让自负者完全服从于他人，只是要求他们能够接受别人的正确观点，通过接受别人的批评，改变过去固执己见、唯我独尊的形象。

其次，与人平等相处。自负者视自己为上帝，无论在观念上还是行动上都无理地要求别人服从自己。平等相处就是要求自负者以一个普通社会成员的身份与别人平等交往。

再次，提高自我认识。要全面地认识自我，既要看到自己的优点和长处，又要看到自己的缺点和不足，不可一叶障目，不见泰山，抓住一点不放，未免失之偏颇。

最后，要以发展的眼光看待自负，既要看到自己的过去，又要看到自己的现在和将来。辉煌的过去可能标志着你过去是个英雄，但它并不代表着现在，更不预示着将来。

10

走出自卑的泥潭 —— **自卑**

⊙**案例故事：**

一位自卑者的经历

湖南有一位大学生，毕业后被分配在一个偏远闭塞的小镇任教。看着昔日的同窗有的分配到大城市，有的分配到大企业，有的投身商海，而他充满梦想的象牙塔坍塌了，残酷的现实，使他好似从天堂掉进了地狱。自卑和不平衡油然而生，他从此不愿与同学或朋友见面，不参加公开的社交活动。为了改变自己的现实处境，他寄希望于报考研究生，并将此看作唯一的出路。但是，强烈的自卑与自尊交织的心理让他无法平静，在路上或商店偶然遇到一个同学，都会好几天无法安心，他痛苦极了。为了考试，为了将来，他每每端起书本，却又因极度的厌倦而毫无成效。据他自己说："一看到书就头疼。一个英语单词记不住两分钟；读完一篇文章，头脑仍是一片空白；最后连一些学过的常识也记不住了。我的智力已经不行了，这可恶的环境让我无法安心，我恨我自己，我恨每一个人。"

几次失败以后，他停止努力，荒废了学业。当年的同学再遇到他，他已因过度酗酒而让人认不出他了。他彻底崩溃了。短短的几年却成了他一生的终结。

√心理解惑：

是谁吞噬了我们的自信之心

所谓自卑，就是轻视自己，自己看不起自己。自卑心理严重的人，并不一定是其本身具有某些缺陷或短处，而是不能悦纳自己，自惭形秽，常把自己放在一个低人一等，不被自我喜欢，进而演绎成别人也看不起自己的位置，并由此陷入不能自拔的痛苦境地，心灵笼罩着永不消散的愁云。

那么到底自卑是怎样形成的呢？有关心理专家总结了以下几点成因：

1. 没有形成成熟的自我概念

学龄前儿童不知道什么叫自卑，因为他还未产生自我意识，还不知道评价"自我"。到了青春期，自我意识迅速形成，然而他还不能一下子成熟。不成熟的表现就是过高或过低地要求"自我"，过低要求自我的人，得过且过，也不知道自卑。问题出在过高要求自我的人的身上，他们要求自己必须十全十美，必须时时处处超过别人，可现实中的自我谁也达不到这个标准。所以，就自卑起来。

2. 生活中的挫折

通常，自卑感强的人往往是有过某一特别严酷的经历，有过心理创伤。

　　但是，同样的心理创伤，并非所有的人都会产生自卑感，因为心理创伤并不是完全起因于外部的刺激，还有其主观原因——性格。自卑感较强的人一般具有以下几种性格特征：小心、内向、孤独和偏见、完美主义。更需要指出的是，现代社会是个充满竞争的社会，"出人头地"的风气越来越盛行，这也是造成某些人自卑感的重要原因，自卑感往往就在类似入学考试、录用面试、体育比赛等比试优劣的场合产生。

　　有的人，原本是豪情万丈，一旦遇到困难挫折，便一下子泄了气，觉得自己太无能，因此瞧不起自己。哲学家斯塞说："由于痛苦而将自己看得太低就是自卑。"

　　3. 身体上的缺陷

　　相貌、体形、体力、身体功能方面的缺陷常常使一些人感到见不得人，低人一等，因而陷于自卑的泥潭中难以自拔。但是自卑的主要原因依然是心理原因。

　　有自卑心理的人，并不一定条件很差。也有的是由于生理缺陷或职业原因或有过某些过失而产生的。自卑心理易使个人孤立、离群，不愿在公开场合露面，不愿与异性交往，遇到理想异性时因担心对方看不起自己，不敢大胆追求而失去时机。有这种心态的人要振作精神，树立自信、自强的心理。

∴ **心理调节：**

驱除自卑的灵丹妙药

无论自卑是怎么形成的，我们都要想办法克服。如何克服自卑呢？结合专家的建议，我们总结了如下几点：

1. 大哭一场

专家都说伤心一阵子很有作用。这并不可耻，流眼泪不仅是伤心的表现，而且是悲哀或感情的发泄。

即使悲痛在伤心事发生后一段时间才显露出来，也没有关系，只要终究能发泄就行。

2. 参加辅导团体

一旦决定"要好好过日子"，就要找个倾诉对象，跟过来人谈谈也许最有帮助。

3. 阅读

初期的震荡过后，应重新集中心神开始阅读。阅读书刊——尤其是教你自助自疗的书籍——能给你启发，使你放松。

4. 写日记

许多人把遭逢不幸之后的平复过程逐一记录下来，从中获得抚慰。此法甚至可以产生自疗作用。

5. 安排活动

要想到人生中还有你所期盼的事，这样想可以加强你勇往直前、再创造前途的信心。不妨现在就决定你拖延已久的旅行日期。

6. 学习新技能

到社区学院去选一门新课，找个新嗜好，可以学打球。你可以有个异于往昔的人生，可以借新技能加以充实。

7. 奖励自己

在极端痛苦的时刻，哪怕是最简单的日常事务——起床、洗澡、做点东西吃——都似乎很难。应把完成每一项工作（不论多么微不足道）都视为成就，奖励自己。

8. 运动

体力活动的疗效特别显著。有个中年女性在21岁的儿子自杀后便心神紊乱，无心做事。她听朋友之劝参加了爵士乐运动班。后来，她说："那只是跟着音乐伸展，身子舒服些，心情也好多了。""运动能使你抛开心事，抛开烦恼，让你脚踏实地感受自己在做什么。"

9. 莫再沉溺于自卑

有许多人挨过了创痛期之后，最终会感到必须有所为，也许是创设有关组织，或写书，或是参与促请公众关注的活动。在这个过程中去发现、帮助他人是很有效的自疗方法。

不要总认为别人看不起你而离群索居。你自己瞧得起自己，别人也不会轻易小看你。能不能从良好的人际关系中得到激励，关键还在自己。要有意识地在与周围人的交往中学习别人的长处，发挥自己的优点，多从群体活动中培养自己的能力，这样可预防因孤陋寡闻而产生的畏缩躲闪的自卑感。

11

任何事情都不能重新来过 —— **后悔**

⊙**案例故事：**

喜欢后悔的小芬

小芬是某单位的普通女工，性情温和，里里外外人缘颇佳。可是她有一个小毛病，常引起她身边人的反感。她整天都是算不清账的感觉，比如买菜到家，边择菜边念叨"卖菜的真黑心啊，菜这么贵"；要是买到便宜的菜了，她就念叨说"买的没有卖的精"。在公司里，做完一个决定后，她不是没完没了地自我辩护，就是追悔莫及；如果领导和同事让她重新做决定，她做完新决定后，还是如此。似乎事情在她心里永远没有个终点。

√**心理解惑：**

后悔的后台是谁

人们产生后悔的心理原因大致可以分为两种：第一种是在做出决定之前对可能出现的消极后果有一定的预知，但由于疏忽大意或者盲目乐观，对这种危险的苗头没能采取必要的预防

◇ 悔恨与吸取教训的区别 ◇

在这里，我们有必要指出，悔恨与吸取教训是存在很大区别的：

悔恨不仅仅是对往事的关注，而且是过去某件事情产生的现时惰性。这种惰性范围很广，其中包括一般的心烦意乱直至极度的情绪消沉。

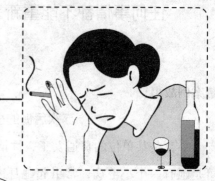

这是我根据上次的失误重新写的，有了上次的教训，我这次完善了很多。

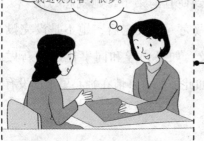

假如你是在吸取过去的教训，并决意不再重蹈覆辙，这就不是一种消极悔恨。吸取教训是一种健康有益的做法，也是我们每个人不断取得进步与发展的必要环节。

　　悔恨是一种不健康的心理，它白白浪费自己目前的精力。实际上，仅靠悔恨是绝不能解决任何问题的。因此，我们不应该让自己陷入无尽的悔恨当中，而是应该在过去的错误中汲取教训，不再重蹈覆辙。

措施。在这种情况下，决定人是非常后悔的，因为他已经接近正确的选择，只因一念之差发生了重大遗漏。

另一种后悔经常发生在盲目乐观者身上。决定者在制订行动方案时，有意回避不利的信息，对未来的困难、危险及不利条件根本未加考虑。由于没有任何心理准备，也没有任何有效的应急措施，因此，决定者只有惊恐和本能的防御反应，只能临时利用手头的力量补救一下，但终因补救措施的非系统化、非严密化而收效不大。

有的人经常后悔，而且经常经历相似的后悔，他们的失误往往不是新的失误，而是屡次重复旧的失误。他们的后悔仅仅停留在肤浅的情绪水平，没能深深地触及认知结构，没能很好地剖析失误的原因和吸取发人深省的教训。

∴心理调节：

一切都要向前看

既然我们已经知道内疚后悔对我们的现时丝毫无益，那就从现在开始，将它们从你的内心里完全清除吧。

1. 认识到过去等于历史

往事已成为历史，不管你怎样后悔也不会有丝毫改变。你应该铭刻在脑海里的一句话是："内疚后悔既不能改变往事，也无法使我有所长进。"根据这一认识，你便可以将内疚后悔与吸取经验教训区别开来。

2.从后悔中吸取教训

只要努力解决你所要避免的问题，你便可以消除自己内疚后悔的心理。

3.做自己决定的事

如果父母、上级、邻居、甚至爱人不赞成你的某些行为，你可以认为这是正常的，关键在于你要对自己表示赞许。得到他人的赞许是令人愉快的，但也是无关紧要的。一旦你不再需要得到他人的赞许，就不会因自己的行为受到反对而内疚悔恨了。

4.将你自己做过的各种错事列成清单

根据从1～10的标准评分，标明你对每件事的后悔程度，并且将各种错事的分数加起来，想一想分数高低对你的现状有什么影响。你会发现现实依然是现实，一切后悔都是徒劳无益的。

5.客观分析自己行为的各种后果

不要根据直觉来判断生活中的是与非，判断的标准应当是看你的行动是否使自己精神愉快，是否有助于你向前发展。

6.拒绝外力促使后悔

因此，如果妈妈为让你感到内疚而说"你为何什么事都不干"或者"你就坐着吧，我去搬椅子"，你可以学着做出新的答复，例如你可以说："那好吧，妈妈，如果你连几分钟都等不得，并且非要为几把椅子而不顾自己腰疼，我想我也劝阻不住你。"

这一过程需要一定的时间，但是当这些人意识到他们不能迫使你感到后悔时，他们的行为就会有所转变。一旦你消除了自己的后悔心理，你就会在情感上不再受他人控制或支配。

7. 做一些你知道必然会使自己感到内疚的事情

例如，你刚到一个旅馆，侍者要带你去你的房间。你只有一件很小的行李，完全可以自己找到房间，你便可以告诉他你并不需要他的帮助。如果这位不受欢迎的朋友仍然坚持要帮你拿行李，你可以指出他是在浪费自己的时间和精力，因为你不会为自己不需要的服务付小费。此外，如果你一直想独自到外地度假，你完全可以一个人去度一周的假，而不必顾忌家庭其他成员为使你后悔而提出的反对意见。这些行为都将帮助你克服自己在各种环境下产生的后悔情绪。

12

只要你过得没我好 —— **嫉妒**

⊙**案例故事：**

一起由嫉妒引发的惨案

对信阳山 3581 高级中学三年级 1 班 409 寝室的女生而言，2003 年 1 月 21 日那个凌晨，无疑是一场噩梦。

凌晨 2 时许，正在香甜的梦中熟睡的 8 名女生，突然被一声撕心裂肺的惨叫声惊醒。惨叫声是从门边下铺的张静那里发出的，张静不住地喊痛，漂亮的脸部变成一片黑色，而且正在发泡，越来越恐怖。大家惊呆了：有人故意用硫酸作恶毁容！

医院里，大家痛心地看到，张静那张被硫酸烧灼的面孔令人惨不忍睹。和张静同床的晶晶，左手也被硫酸烧伤，幸运的是，她的伤只是轻微伤。

此案发生后，女生宿舍一片惶恐，因为遭硫酸袭击的床位，其实是晶晶的床位。校方赶紧向公安机关报案。河区公安分局成立专案组进驻 3581 高级中学。3 天后，一个女生提供了一条线索。

办案人员立即讯问与晶晶同班的女生马娟。马娟坦白：2003 年 1 月 20 日中午，她花了 8 元钱，购买了一大瓶硫酸拿回学校。

她要找机会将硫酸泼到晶晶耳朵上，让晶晶尝一尝她的厉害。

当晚，马娟早早睡下。凌晨2时许，她端起装有硫酸的白瓷杯，径直走到409室。409室的门凑巧没锁，她轻轻一推，门开了。当马娟走到晶晶的面前时，该寝室里一位女生正好说梦话，马娟吓了一跳，以为有人看见她了。知道晶晶和张静同睡一床的她心慌意乱，将硫酸往床上一个人的脸上一泼，转身就逃。身后，传来张静痛苦的惨叫，她一听，就知道泼错人了。

马娟说："因为晶晶比较聪明，比我学习好，1月20日又要考试了，我的压力比较大，决定想办法耽误一下晶晶的学习时间，以免和她的学习成绩相差太远。考虑再三，我选定了泼硫酸这个办法。"

信阳市中级人民法院审理后认为：被告人马娟因嫉妒他人，采用泼硫酸的手段，致一人重伤且造成严重残疾，一人轻微伤。犯罪手段极其残忍，后果特别严重，其行为已构成故意伤害罪。

2003年10月14日，泼硫酸的马娟被法院判处死刑，剥夺政治权利终身。是什么让马娟铤而走险，用众人皆知的腐蚀性很强的硫酸毁掉了同学如花的脸庞？是嫉妒！如此看来嫉妒比毒瘤还要可怕。

∨心理解惑：

揭开嫉妒的心理面纱

许多心理学家分析，嫉妒是人类的一种本能，是一种企图缩小和消除差距、实现原有关系平衡、维持自身生存与发展的心理防御反应，是当别人在某些方面超过自己、使自己的欲望不能得到满足时所产生的企图排除乃至破坏别人优越状态的激烈的情感活动。

生活中，就有一些人容易产生嫉妒心理。这些人的嫉妒心理产生的因素有很多，除了在遭遇挫折和冲突时产生嫉妒外，还有一些因素容易使人产生嫉妒心理。

1. 性格有缺陷的人容易产生嫉妒心理

具有偏执型人格的人处事敏感、多疑、主观、固执、心胸狭隘、报复心强，不接受现实，一旦自己地位低于别人，就会用想象来编织他人的缺点，捕风捉影，吹毛求疵，制造事端。这种人无论在何处，都易生嫉妒。

2. 自我中心意识过强的人容易产生嫉妒心理

具有强烈自我中心意识的人，把个人的利益看得高于一切，喜欢在各个方面超过别人，一旦自己的欲望得不到满足，就会产生对他人的嫉妒，以求得自己心理上的平衡。

3. 在条件相同或相似的人们之间容易产生嫉妒心理

嫉妒容易发生在彼此的生理属性（如性别、年龄、容貌、健康状况等）、心理属性（如能力、性格等）和社会属性（如文化程度、职务、社会地位、生活经历和所处境遇等）方面相同或相似的人们之间。

4.特定的社会文化环境容易促发嫉妒心理

由于受儒家文化的影响，中国人历来崇尚"中庸"之道，不患寡而患不均。一旦这种状况被打破，自己处于劣势，就自然而然地出现心理失衡，产生嫉妒心理。

∴心理调节：

走出嫉妒的泥潭

自在生活，愉快工作，使自己的生活充满阳光，必须走出嫉妒的泥潭，学会超越自我，克服嫉妒心理。

1.自我宣泄

有时面对生活和事业上的巨大落差，或社会的种种不公正现象，人们都难免会出现一时的心理失衡和嫉妒。这时，要是实在无法化解，也可以适当宣泄一下。

2.正确评价竞争

如今社会上竞争无处不在。当看到别人在某些方面超过自己的时候，不要盯着别人的成绩怨恨，更不要企图把别人拉下马，而应采取正当的策略和手段，在"干"字上狠下功夫。

3.正确评价成功

有了关于成功的正确的价值观，就能在别人有成绩时给予肯定，并且虚心向对方学习。采取正确的比较方法，将人之长比己之短，发现不足，迎头赶上。

4.正确评价他人的成绩

嫉妒心往往是由于误解所引起的，即人家取得了成就，便误以为是对自己的否定。

5.提高心理健康水平

心理健康的人，总是胸怀宽阔，做人做事光明磊落，而心胸狭窄的人，才容易产生嫉妒。虚荣心是嫉妒产生的重要根源。虚荣心是一种扭曲了的自尊心，自尊心追求的是真实的荣誉，而虚荣心追求的是虚假的荣誉。

6.能客观评价自己

嫉妒是一种突出自我的表现。无论什么事，首先考虑到的是自身的得失，因而引起一系列的不良后果。所以当嫉妒心理萌发时，或是有一定表现时，要能够积极主动地调整自己的意识和行动，从而控制自己的动机和感情。这就需要冷静地分析自己的想法和行为，同时客观地评价一下自己，找出一定的差距和问题。当认清了自己后，再重新认识别人，自然也就能够有所觉悟了。

13

摆脱逃避的沼泽 —— 逃避

逃避只能导致失败

郭思和苗忠是同事，他们俩工作一直都很认真，也很努力。老板也对他们很满意，可是一件事却改变了两人的命运。

一次，郭思和苗忠一同把一件很贵重的古董送到码头，没想到送货车开到半路却坏了。因为公司里规定：如果不按规定时间送到，他们要被扣掉一部分奖金。于是，力气大的郭思，背起古董，一路小跑，终于在规定的时间赶到了码头。这时，心存小算盘的苗忠想：如果客户看到我背着古董，把这件事告诉老板，说不定会给我加薪呢。于是他说："先把古董交给我，你去叫货主吧。"

当郭思把古董递给他的时候，他一下没接住，古董掉在了地上，成为碎片。他们都知道古董打碎了意味着什么，没了工作不说，可能还要背负沉重的债务。果然，老板对他俩进行了十分严厉的批评。

在他们等待处罚的过程中，苗忠避开郭思，一个人走到老板的办公室对老板说："老板，不是我的错，是郭思一个人不小心弄坏的。"

老板把郭思叫到办公室，郭思把事情的原委告诉了老板。最后他说："这件事是我们的失职，我愿意承担责任。另外苗忠的家境不好，请求老板酌情考虑对他的惩罚。我会尽全力弥补我们所造成的损失。"

接下来的几天，他们就在等待处理的结果。终于有一天，老板把他们叫到办公室，对他们说："公司一直对你俩很器重，想从你们两个当中选择一个人担任客户部经理，没想到出了这样一件事，不过也好，这会让我们更清楚哪一个人是合适的人选。我们决定请郭思担任公司的客户部经理。因为，一个勇于承担责任的人是值得信任的。苗忠，从明天开始你就不用来上班了。"

"其实，古董的主人已经看见了你们俩递接古董的动作，他跟我说了他看见的事实。还有，更重要的是问题出现后你们两个人的反应。"老板最后说。

苗忠推卸责任落得失业的下场。不负责任决定了被淘汰的结果。灾难就是喜欢不敢承担责任的人，老板就是喜欢敢于承担责任的人。

√心理解惑：

探索逃避的沼泽地

逃避心理是生活中一种常见的心理特征。形成逃避心理的因素主要有以下几点：

◇ 回避型人格障碍的一般表现特征 ◇

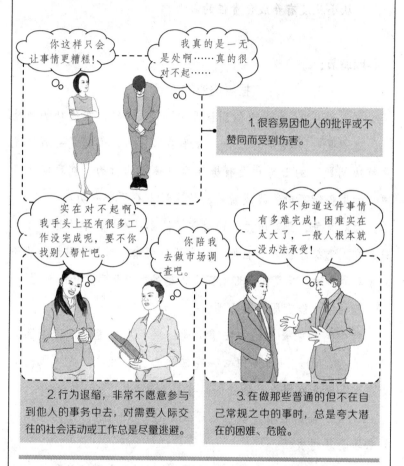

另外，回避型人格障碍的人，因为自卑或羞涩，所以大多没有良好的人际关系，他们除了至亲之外，很少有好朋友或知心人。

1.心理素质差，害怕失败，所以往往逃避责任。

2.懒惰，从小养成四体不勤的习惯，不愿接受工作的挑战。

3.从小就没有养成负责任的习惯。

∴心理调节：

摆脱逃避的沼泽

有人说，"人生最大的错误是逃避"。的确，在成功的道路上，逃避是一个极大的障碍。心理学家认为，逃避是一种"无法解决问题"的心态和没有勇气面对挑战的行为。在现实生活中，如果畏缩不前，战战兢兢，就永远也看不到成功。

面对竞争，面对压力，面对坎坷，面对困厄，有人选择了逃避，有人选择了面对和征服，结果不言而喻，越是逃避越是躲不开失败的命运，越是敢于迎头而上，越是能够品尝成功的甘甜。

怎样做才能克服逃避心理？

首先，要克服自己的怯懦心理。很多人逃避责任不是因为没有能力，而是因为他内心存在怯懦心理。因此，要克服逃避心理，必须先克服自己的怯懦心理。

其次，告别懒惰。懒惰是逃避者的一大通病，任何懒惰的人都不会获得成功。

再次，切实负起责任。一个逃避的人，必须培养和树立责任心，才有可能勇敢地承担责任，才能去做自己想做的事，否则会畏首畏尾，永远走不出黑暗。

14

人心不足蛇吞象 —— 贪婪

⊙ **案例故事：**

别让贪婪毁了自己

有一个男人，经过了自己的艰苦努力，终于拥有了自己的事业和家庭，房子、车子在他的生活中样样齐全，而投身商海这么多年，没日没夜地奔波，操劳的他，有一天终于感觉累了、疲倦了，看着渐渐发福的太太，由不得感叹道："太太，在这个社会上，我们也算小富有余了，我想好好休整一年，然后去找个简单的工作。"

太太不满："作为男人，要有远大志向，不能稍富即安，我们离真正的富翁还差太远。"

太太的话像针刺般又一次深深地扎进男人的心中，男人的尊严在那一刻激灵了一下，人活着究竟为什么，就为那些花花绿绿的钞票，他头一次迷茫了。

然而未等他再展宏图，他却轰然倒下了，莫名其妙的消瘦，胸部长时间的憋闷，让他不得不去医院检查，检查的结果让他头晕目眩，诊断书清晰地写着两个字：肺癌。他差点跌坐在椅子上，医生握着他的手，安慰他："慢慢调养，保持快乐的心情。"

回到家中，他感觉房子突然间变小了，太太也变得陌生了，好像不认识了，整天一句话也不说，常常面对着窗外的小鸟发呆，自己再也飞不高了，什么创业，什么人生，什么追求，此刻都失去了意义。

终于有一天，他头也不回地走了，留给他妻子的只是一句留言：

贪婪是滋生祸端的根源。

他的妻子看到这简短的几个字，没有说一句话，只是泪流满面。

√心理解惑：

为什么人心不足

"贪"的本义指爱财，"婪"的本义指爱食，"贪婪"即贪得无厌，是一种过度膨胀的利己欲。它是一种病态心理，与正常的欲望相比，贪婪没有满足的时候，所得愈多，胃口就越大。贪婪并非遗传所致，它是个人在后天社会环境中受病态文化的影响，形成自私、攫取、不满足的价值观、人生观而出现的不正常的行为表现。

一般而言，贪婪心理的形成主要有以下几个方面：

1. 错误观念支配下的侥幸心理

认为社会是为自己而存在，天下之物皆为自己拥有。这种人存在极端的个人主义思想，是永远不会满足的。他们会得陇望蜀，有了票子，想房子，有了房子，想位子，永不休止。

2. 行为的强化作用

有贪婪之心的人，初次伸出黑手时，多有惧怕心理，一怕引起公愤，二怕被捉。一旦得手，便喜上心头，屡屡尝到甜头后，胆子就越来越大。每一次侥幸过关都是一种条件刺激，会不断强化他的贪婪的心理。

3. 攀比心理

有些人原本也是清白之人，但是看到原来与自己境况差不多的同事、同学、战友、邻居、朋友、亲戚、下属、小辈，甚至原来那些比自己条件差得远的人都发了财，心理就不平衡了，觉得自己活得太冤枉，由此也学着伸出了贪婪的双手。

4. 补偿心理

有些人原来家境贫寒，或者生活中有一段坎坷的经历，便觉得社会对自己不公平。一旦其地位、身份上升，就会利用手中的权力索取不义之财，以补偿以往的损失。

5. 盲从心理

有些人认为，现在"大家都在捞，你捞我也捞"，"吃回扣"、不给好处不办事的现象很普遍，"捞"了也没事，查到的也不过那么几个，"大家都这样"，"老实人吃亏"，形成"捞了也白捞"的心理。

6.功利心理

一些人把市场经济看成金钱社会，拜金主义成为他们的信条；一些人有失落感，认为"今天这个样，明天变个样，不知将来怎么样"；一些人滋长了占有欲，把市场等价交换原则引入教学活动中，"有权不用，过期作废"，从而引发种种以权谋私，权钱交易。

7.虚荣心理

有些人由于自己的地位变了，权力大了，讨好的人多了，就开始变得飘飘然起来。他们失足犯罪，往往不是为金钱所惑，而是被胜利冲昏头脑，自我膨胀，被见风使舵的人利用，牵着鼻子团团转，混淆是非，放弃原则，经受不住权力和地位的考验。

∴心理调节：

贪婪的心理调节

贪婪并非遗传所致，是个人在后天社会环境中受病态文化的影响，形成自私、攫取、不满足的价值观而出现的不正常的心理状态。若欲改正，是可以做到的，具体方法如下：

1.二十问法

这是一种自我反思法，即自己在纸上连续写出二十个"我喜欢……"，写的时候不假思索，限时二十秒种。待全部写下后，再逐一分析哪些是合理的欲望，哪些是超出能力的过分的欲望，这样就可明确贪婪的对象与范围，最后对造成贪婪心理的原因与危害做较深层的分析。例如，有一个人在纸上连续写下"我喜欢钱""我喜欢很多的钱""我喜欢自己是个有钱人""我喜欢有许多财富""我喜欢过有钱人的生活"……写完之后，就要思考一下，自己对钱是否有一些过分的欲望，为什么许多举动都与钱有关。接着往下想，人的生活离不开钱，但这钱应来得正，不能取不义之财；钱是身外之物，生不带来，死不带走，贪婪之心最终会阻碍自己的发展。然后分析自己是否有攀比、补偿、侥幸的心理呢？是不是缺乏正确的人生观、价值观？

2.知足常乐法

一个人对生活的期望不能过高。虽然谁都会有些需求与欲望，但这要与本人的能力及社会条件相符合。每个人的生活有欢乐，也有失缺，不能攀比，俗话说"人比人，气死人"，"尺有所短，寸有所长"，"家家都有本难念的经"。心理调适的最好办法就是做到知足常乐，"知足"便不会有非分之想，"常乐"也就能保持心理平衡了。

3.格言自警法

利用格言警句时刻提醒自己、约束自己，不要过于贪婪。

15

别这山看着那山高 —— 攀比

⊙**案例故事：**

都是攀比惹的祸

某机关的公务员小梁，过着安分守己的平静生活。有一天，他接到一位高中同学的聚会电话。十多年未见，小梁带着重逢的喜悦前往赴会。昔日的老同学经商有道，住着豪宅，开着名车，一副成功者的派头。小梁重返机关上班，好像变了一个人，整天唉声叹气，逢人便诉说心中的烦恼。

"这小子，考试老不及格，凭什么有那么多钱？"他说。

"我们的薪水虽然无法和富豪相比，但不也够花了吗？"他的同事安慰说。

"够花？我的薪水攒一辈子也买不起一辆奔驰车。"小梁心疼得跳了起来。

"我们是坐办公室的，有钱也犯不着买车。"他的同事看得很开。但小梁却终日郁郁寡欢，后来得了重病，卧床不起。

√心理解惑：

攀比的心理成因

生活的差别无处不在，于是人们在差别中情不自禁地产生了攀比的心理，而盲目攀比却让人们习惯性地将自己所做的贡献和所得的报酬与别人进行比较。如果这两者之间的比值大致相等，那么彼此就会有公平感；如果某一方的所得大于另一方，那么另一方就会产生心理失衡。某些政府官员看到与自己同等级别的其他官员用车比自己高级、住房比自己宽敞，自己甚至还不如某些级别和职务低的人，心里就会感到很不平衡，于是换车建房也就不足为奇。其原因主要是心理上的诱因导致的。

攀比心理的成因主要有以下几点：

1. 社会环境中不良因素的负面影响。社会中的大多数人纸醉金迷，放任自我，出入不正当场所，一掷千金；有的人为官不廉不洁，贪欲之心天地痛恶，拜金主义成为时代的主潮，个体在此时容易产生攀比心理。

2. 个人虚荣心作祟。个体虚荣心使人产生不满足心理，不满足就会产生攀比，因此虚荣心是人产生攀比心理的根源。

3. 个人自卑心理。自卑心理使得一个人努力想要证明自己，对自己的实力及地位等不自信，容易产生攀比心理。

∴ **心理调节：**

克服攀比的秘诀

攀比使得一部分人心理自始至终处于一种极度不安的焦躁、矛盾、激愤之中，使他们牢骚满腹，不思进取，工作中得过且过，和尚撞钟，心思不专。更有甚者会铤而走险，玩火烧身，走上了危险的钢丝绳。因此，我们必须要走出攀比的心理误区。走出攀比心理的误区，需要注意以下几点：

1.要会比较

攀比心理缘于比较方式的不当，缘于比较"参照系"的选择失误。腐败的地方官员和教师，他们所选择的比较"参照系"自然是那些风流倜傥的有钱人，自认为能力、才华不比他们差，而收获却比他们少，这是多么不公平啊！其实，只要我们多想一想那些普通劳动者，我们的心里又何尝有这样多的焦灼、急躁与失落，甚至是愤愤不平呢？面对众多普通人，我们的心灵必然会多一份平静豁达，甚至多一份愧疚。还有什么不平衡可言呢？

2.心底无私

攀比心理导致创伤，而心底无私则是治愈攀比心理的良药。在当今社会种种诱惑特别是金钱美色的诱惑面前，一些人目眩头晕，忘记了做人的起码标准和人之所以为人的基本守则，在追求心理平衡的过程中，向腐败、堕落的目标迈进。在他们身上缺少的是一种圣洁的信念、奋斗的理想，缺少的是一种世界观、人生观的持续刻苦的改造，不能够自重、自省、自警、自励，不能够达到一种高尚人格的修炼。

3. 倾诉

也叫发泄法，即将自己的心理痛苦向他人倾诉。倾诉法是近年来医学心理比较提倡的一种治疗心理失衡的方法。受挫后如果把失望焦虑的情绪封锁在心里，会凝聚成一种失控力，它可能摧毁肌体的正常机能，导致体内毒素滋生。适度倾诉，可以将失控力随着语言的倾诉逐步转化出去。倾诉作为一种健康防卫，既无副作用，效果也较好，如果倾诉对象具有较高的学识修养和实践经验，将会给失衡者的心理适当抚慰，鼓起奋进的勇气，受挫人会在一番倾谈之后轻松快乐许多。

4. 目标法

攀比干扰了自己原有的生活，打乱了自己原有的目标。重新寻找一个方向，确立一个新的目标，这就是目标法。目标的确立，需要分析思考，这是一个将消极心理转向理智思索的过程。目标一旦确立，犹如心中点亮了一盏明灯，人就会生出调节和支配自己新行动的信念和意志力，去努力进行达到目标的行动。目标的确立标志着人已经开始了下一步争取新的成功的历程。目标法既可以抑制和阻止人们不符合目标的心理和行动，又可以激发和推动我们去从事达到目标所必需的行动，从而鼓起我们迎头赶上的勇气。

16

走出猜疑的迷阵 —— **猜疑**

⊙**案例故事：**

妻子的猜疑

刘明是一家公司的业务经理，年轻而英俊潇洒，搞公关很有办法，办事能力强，公司经常派他出差在外，这却使其妻颇费心机，生怕帅气的老公在外被别的女人勾引了去。于是，妻子对他采取了以下的防范"措施"：一方面，每当刘明要出差时，出差前她总是主动示爱，其意一是表达真切的爱意，用情束缚刘明；二是想在出门前把刘明"喂饱"，以防他万一心血来潮行为出轨。另一方面，每当刘明出差返回时，更是热情伺候，常常迫不及待地与刘明及时情意绵绵一番，其意一是小别胜新婚，"性趣"使然；二是可以"查验"丈夫在外是否有负于她，尽管这些办法并不科学而只是自己的一种感觉。如果刘明归来表现不好，她的心里就直犯嘀咕：丈夫在外是不是有了外遇？

一次，因误了车次，刘明归来已经半夜时分，连日的旅途奔波实在太累了，简单洗漱后就想休息。可妻子还要履行她的做爱查验程序，刘明无意扫了妻子的兴，便强打精神勉强做爱，显然精力不济，导致最终失败。赵妻不悦，长期隐匿在心头的猜疑顿时变成妒火，喷薄而发。见妻子一点也不体贴人，竟怀疑自己有外遇，想到自己辛辛苦苦地在外奔波还不是为了这个家，刘明顿时也火冒三丈。片刻间，两人你来我往，唇枪舌剑，大吵一番。

事后，二人陷入了冷战，长时间冷眼相对，家庭的温馨荡然无存，刘明的差还是要出的，只是一切都变了，婚姻大厦眼看岌岌可危。

作为妻子，应该信任自己的丈夫，相信丈夫的道德。这也是自信心的具体体现。如果对丈夫的行为无端猜疑，那只会对其产生无端刺激和伤害，从而造成夫妻之间的隔阂。可见，无端的"疑神疑鬼"是有极大害处的。

√心理解惑：

猜疑的心理成因

猜疑心理是一种狭隘的、片面的、缺乏根据的盲目想象。陷入猜疑误区的人是活得很累的。如果猜疑发生在朋友之间，会破坏纯真的友谊；发生在恋人之间，会妨碍感情的发展；发生在同事之间，会影响正常的工作。

经过心理学家调查研究发现，猜疑的心理成因大概有以下几点：

1. 作茧自缚的封闭思路

猜疑一般总是从某一假想目标开始，最后又回到假想目标，就像一个圆圈一样，越画越粗，越画越圆。最典型的例子就是"疑人偷斧"的寓言：一个人丢失了斧头，怀疑是邻居的儿子偷

◇ 正确应对自己猜疑的情绪 ◇

通常，人们对自己信得过的人，不大会产生猜疑；反之，越是自己不信任的人，越容易疑神疑鬼，总以为别人在同自己作对。

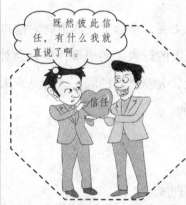

首先，信任别人

　　对别人直言相告，有了彼此间的信任，猜疑情绪的基础就不存在了。

其次，主动化解猜疑

　　如果对某人产生了猜疑，可以主动与对方接触，开诚布公地谈一谈，多沟通思想。这样不但可以消除误会，驱散疑云，因多疑而引起的焦虑苦恼一扫而光，还能进一步增进彼此间的友谊。

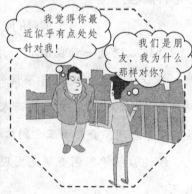

的。从这个假想目标出发，他观察邻居儿子的言谈举止、神色仪态，无一不是偷斧的样子，思索的结果进一步巩固和强化了原先的假想目标，他断定贼非邻子莫属了。可是，不久他在山谷里找到了斧头，再看那个邻居儿子，竟然一点也不像偷斧者。现实生活中猜疑心理的产生和发展，几乎都同这种封闭性思路主宰了正常思维密切相关。

2.对环境、对他人、对自己缺乏信任

古人说："长相知，不相疑。"反之，不相知，必定长相疑。不过，"他信"的缺乏，往往又同"自信"的不足相联系。疑神疑鬼的人，看似疑别人，实际上也是对自己有怀疑，至少是信心不足。有些人在某些方面自认为不如别人，因而总以为别人在议论自己、看不起自己、算计自己。一个人自信越足，越容易信任别人，越不易产生猜疑心理。

3.对交往挫折的自我防卫

有些人以前由于轻信别人，在交往中受过骗，蒙受过巨大的精神损失和感情挫折，结果万念俱灰，不再相信任何人。

∴心理调节：

把猜疑抛到脑后

人群中，生性多疑、经常对人抱有防范之心的秘密主义者，为数实在不少。他们认为，一旦别人盗取了自己的思想并加以评判，那就会和自己对抗或在工作中加害自己。也就是说，他们对别人总是抱着戒备、恐惧的心理。所以，他们从不敢相信别人，也不愿与他人分享某些积极的成果，更不敢委任别人担当重任。凡事都要自己控制，这样他们才会放心。

其实，这种人是心地简单、头脑僵化的孤独者。无端猜疑和防范别人的结果，必将使自己也失去支持和帮助，这就等于自己堵住了自己前进的道路。

那么，在人际交往中应如何消除猜疑心理呢？

第一，优化个人的心理素质。拓宽胸怀，来增大对别人的信任度和排除不良心理。

第二，摆脱错误思维方法的束缚。猜疑一般总是从某一假想目标开始，最后又回到假想目标。只有摆脱错误思维的束缚，走出先入为主的死胡同，才能促使猜疑之心在得不到自我证实和不能自圆其说的情况下自行消失。

第三，敞开心扉，增加心灵的透明度。猜疑往往是心灵闭锁者人为设置的心理屏障。只有敞开心扉，将心灵深处的猜测和疑虑公之于众，增加心灵的透明度，才能求得彼此之间的了解和沟通，增加相互信任，消除隔阂，获得最大限度的谅解。

第四，无视"长舌人"传播的流言。猜疑之火往往在"长舌人"的煽动下，才越烧越旺，致使人失去理智、酿成恶果。因此，当听到流言时，千万要冷静，谨防上当受骗。

第三章

卸下创伤与成瘾，
找回本真的自己

17

爱情离去之后的哀思 —— 失恋

⊙案例故事：

失恋的何永

失恋的软件程序师何永，看上去很忧郁，他说："现在的气色已经好多了，二十天前要可怕得多。"对于失去的感情经历，他仍能回忆细节："一见到她，我就觉得她是我一直在寻找的人。我一直小心翼翼地试探她的感觉，有一天，她给了我肯定的暗示——在我的抽屉里放了些零食，并留了一句话——每小时吃一个，每小时想起我。在一次我出差前，她把一包纸巾都喷了她常用的香水让我带在身边。就在我幸福得以为全世界只有我们两个人的时候，她告诉我，她有个交往时间很长的男朋友，并且同居在一起。她的男朋友发现了我的存在，从老家把她的父母接过来，催她马上结婚。"

在女友走后的第二天，何永申请出差，在飞机上他计划了自杀的细节。"我失恋的事从没跟家里人提起过，但是母亲可能有所觉察。那天晚上，家里不停地给我打电话，母亲说等我回去给她过生日，嘱咐我多穿衣服，注意安全。母亲的电话挫败了我自杀的决心。出差的 5 天里，我一直在理智和情感中徘徊，但是母亲每天都打来电话，把我从痛苦中拉了出来。"

√心理解惑：

失恋者心理探究

失恋是每个人的人生之中都会经历的事情，失恋会导致各种各样的心理失衡状态。如今多数失恋者能逐渐正确对待失恋，然而有些失恋者出现失控和反常的心理反应，尤其是一些青年人。心理医生认为，失恋后会产生三种不良的心理问题。

1. 自卑心理

感到羞愧难当，陷入自卑、心灰意冷之中，有的人甚至因此而走上绝路。其实，失恋是恋爱生活中的正常现象，并不是一种错误。因此，不存在什么失面子的问题。

2. 报复心理

有的失恋者失去理智，产生报复心理，结果可能造成毁灭性的结局。特别是由于一方不道德而导致失恋，更容易出现报复心理。其实如果对方人格低下，你应该为相别而庆幸，切不可降低自己的人格，以图一时的泄愤。

3. 渺茫心理

有的人把恋爱看得至高无上，一旦失恋了，事业、前途也不顾了。

渺茫、焦虑，不但于事无补，反而可能使你们在恋爱问题上更草率。

∴心理调节：

如何疏导失恋心理

通常情况下，人的理智可以战胜感情，失恋引起的心理波动，同样可以纳入理智的健康轨道。失恋原因不同，引起的心理波动及其程度也不一样。心理学家认为，人的情感波动是同外界刺激成正比例的。刺激强度越大，情感波动也越大。一对时有争吵的恋人，彼此分手留下的心理痛苦，显然远不如一对卿卿我我的恋人严重。越是缺乏思想准备的失恋，消除感情波动所需做出的努力也越大。

下面介绍几种疏导失恋所造成的痛苦心理的方法：

1.抒放法

找亲人或知心好友倾诉你心中的烦恼、怨恨与不欢，想必他们也会对你开导一番。若无合适的对象，也可振笔飞书，让多余的情感在你笔端发泄；甚至可以关门痛哭一场。这样有助于消除失恋带来的心理压力，及时恢复心理平衡。当然，抒放要有"度"，无休止地唠叨，反而沉溺于消极的情绪之中。

2.移情法

主动置身于欢乐、开阔的环境，或有意识地潜心于自己感兴趣的事情中，用新的乐趣来冲淡、抵消旧的郁闷。失恋后不妨去旅游，俊伟的山川，广袤的原野，会使你大开眼界。世界如此的宏大，生活如此的多彩，自己的痛苦不过是沧海一粟。旅游归来，也许你就会以新的热情迎接新的生活。

3.遗忘法

有句名言，过去的就让他过去吧！诚然人是有记忆的，然而记忆什么，回忆什么，却可以选择，有些失恋者喜欢回忆失恋前的欢快生活，结果越是回忆越痛苦。过去的欢乐就让它与痛苦一起遗忘吧！新的生活需要我们加紧跋涉。

4.补偿法

把自己的精力投入到新的工作中去。比如，写作或做其他一些有意义的工作，获得成就感，从而在心理上有一种补偿的感觉。

18

不要沉溺于过眼云烟 —— 网恋

⊙**案例故事:**

虚幻的网恋

一天,一中年妇女带着一位眉清目秀的姑娘走进诊室,该姑娘理着平头,眉宇间流露出少许男人的气概,其母代诉,她女儿心理不正常,有很多不切实际的想法和念头,望医生拯救她女儿。

该姑娘一点也不害羞,更无尴尬,侃侃而谈,坦坦荡荡地讲起她的网恋故事。

一年多前她以男子角色出现在网上聊天室,结识一个16岁的姑娘,两人一见如故,如鱼得水,聊得很投机,并很快投入感情,双方互相爱慕、卿卿我我、情投意合、爱得死去活来,两个人暗地里私定终身,一个非"他"不嫁,另一个非她莫娶,在疯狂的网恋中她充分体验到做男人的乐趣。

二周前突然削发理平头,穿起男性服装,誓要与该女孩结婚,准备筹钱到北京找×××专家做变性手术,其母发现后大惊,致电该女孩戳穿她女扮"男装"的骗局,该女孩听后吓得半天说不出话来,表示立即与她断绝关系,并扬言若再遭骚扰就立即报警。

她对那女孩的反应表示理解，也深知无法挽回，但仍对做男人主意已决，仍坚持要做变性手术。

该姑娘在上初中时就对女性有好感，觉得女性对她有吸引力，喜欢与女孩在一起，喜欢与女同伴同睡一张床，搂着对方的腰睡得很舒服，但并无明显的性兴奋，也无性爱行为，自称从来未对男人动过芳心。

程医生这天接待了一个来访者，她自称已工作三年了，却一直没谈过恋爱。她每天去城市中心一座挺拔的大厦上班，同一部电梯上上下下的全是领带笔直、头发光溜得可以滑倒苍蝇的有为青年。每年总有几位这样的有为青年在她的身边"滑倒"，然而她只有抱歉。

没料到这个春天她自己也"滑倒"了。

本来她上网只是查查资料和逛逛时尚站点，但有一天她进了聊天室，结果碰到了一个叫"扯扯"的家伙。扯扯到底是何方神圣谁也不知道，但从此以后她就陷入了爱河，"身似浮云，心如飞絮，气若游丝"。

每天恍恍惚惚的除了上班、上床睡觉就是上网，甚至上班的时候也是不时瞅个空子去看看扯扯在不在。终于把老板的好几笔生意给耽搁了，要知道现在的老板可不是闹着玩的。

程医生对她说既然这样，为什么不把扯扯约出来见个面呢？她哭丧着脸说："可我连他是圆的、扁的也不知道，万一是个糟老头子可怎么好？"

√心理解惑：

网恋的心理透析

随着网络的不断发展，它正在悄悄而又坚决地改变着我们的生活。网恋者大致有这样几种心理：

1. 超越心理

现实生活中的爱情往往带有许多功利主义的色彩，或者受传统观念的约束，许多理想主义者幻想在网络上能够有超越一切的纯真爱情。带有此类心态的人往往很容易在网络上坠入爱河，不能自拔。

2. 超脱心理

现实生活中爱情往往不可避免地与婚姻联系起来，这大大限制了人们对情感、美好生活的向往。而在网上可以爱得死去活来，但不必非得娶或嫁给对方。

3. 游戏心理

有些人只是想在网络上体验一下交友的感觉，他（她）们既无意于真诚地爱一个人也无意于对自己的言行负责，他（她）们追求的只是一种感觉。带有此类心态的人往往比较潇洒，不必担心被爱情这把双刃剑刺伤。

4. 实用心理

由于网络具有影响广、时效快、手续简便等特点，很多有意于寻找终身伴侣的人把网络作为一种手段，或者说作为一种实用工具。带有此类心态的人往往会主动挑明自己的条件和要求，因为他们不想浪费时间。

5. 恶作剧心理

有些人以在网络上勾引异性为快感，当他们成功地勾引到一个异性，使对方爱上自己时，就悄悄地退出了，对方越是痴情，他们越是有快感。

∴心理调节：

勇敢追求你的真爱

网恋目前已成为一种社会现象，如何对沉溺于网恋的行为进行有效的心理调节呢？

首先，应对网络有一个清醒的认识，请注意：借网消愁愁更愁。理由之一是，当你几小时后下网的时候，问题仍然在那儿，"逃得过初一、逃不过十五"。理由之二，你的上网行为在你不知不觉中已经得到了强化，上网——注意力从现实中转移——忘记生活烦恼，不需要几次，你就会如同巴甫洛夫的狗记住铃声会带来食物一样，记住上网能带来忘忧。以后，你一听到调制解调器的声音就会兴奋不已。

其次，网恋之前先订目标。不能抱着虚幻的目的，"做一天和尚撞一天钟"，只求曾经拥有，不求天长地久。这样只能伤害自己。

再次，在生活中不断进行自我心理调节，多参加集体活动，多与人交往，争取在现实中找到真爱。

19

独立才能成就大美 —— 依赖症

⊙**案例故事：**

走不出父亲影子的席某

席某是某工科大学毕业生，从事计算工作。席某出生于知识分子家庭，父母均为大学教授。席某在家排行老二，上有一个姐姐，已婚，不在家。目前一家有三口人。

因是老小，席某自小较受父亲宠爱，在家什么小事都由父亲替她干，较少自己独立做自己的事。上小学时，因怕路上会有危险，都由父亲陪伴上学。周末想出去玩，也常由父亲陪带。由于这种长久的习惯，就是上了大学以后，席某也很少在学校与同学交往，不用说，很少与男同学交往过。每天放学就回家，在家处处事事由父亲决定或代替办理。

虽然父母都在大学教书，但性格上父亲较母亲精明能干，做事有主见，处理问题能力强，因此父亲在家庭中占主导地位；席某自小就很敬佩父亲，并且事事都依赖父亲，并以此为乐。在家庭中父亲极注重孩子的思想教育，与孩子经常沟通思想，帮助孩子处理或决定事情；因此孩子有问题或困难，也都找父亲帮助，在心目中也较尊重父亲。无形中，女儿跟母亲就缺乏亲近，很少与母亲谈女人的悄悄事。

由于席某年纪已不小，经朋友好意介绍，席某开始与一男友相识。该男友与席某同岁，已获有硕士学位，智力较高，是高才生。照一般情况说来，该算是很好的异性对象。但席某觉得该男友对于社会经验少一些，显得不够老练和成熟。尤其与自己的父亲相比，更显得社会能力差，不够理想。席某认为理想的男人不仅要智力超群，而且社会能力要像父样一样很能干。

可是席某内心又很矛盾。这次是头一次交男友，看男友跟她蛮有意思的，总邀她出去，想跟她亲近，结果让她觉得心慌，不知如何去应付。一方面脑子里想，这个男友不够理想，但想到自己年纪也不小了，女人长大该出嫁，不能太挑剔。但最糟糕的是自己慢慢喜欢上这个男友，但又担心将来失去能干的父亲，事情就要自立处理了，那又怎么办。

有件事需要提的，是当席某从小学进入初中时，即大约十三岁时，因父亲已不能陪她上学，席某有所反应，曾一度发生情绪上的毛病，患了抑郁症。当时看了精神科医师，并经父亲细心照顾以后，短期内就好转。但这次席某又开始焦虑，怕万一有一天自己又生病了，照顾不了自己，而将来的丈夫又不能干，不会细心照顾她，那又怎么办，等等。总之，由于这些一连串的心理烦恼，让席某脑子里觉得乱，也恐慌、紧张，不知所措，唯恐自己会发疯起来。

◇ 如何克服依赖心理 ◇

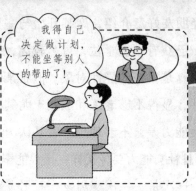

1. 克服依赖习惯

如自己决定有益的业余爱好，自己安排和制订学习计划等，由依赖转变为自主。

2. 增强自信心

有依赖心理的人缺乏自信，所以想要克服依赖心理就要先培养自己的自信心。

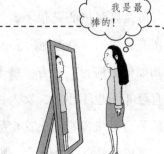

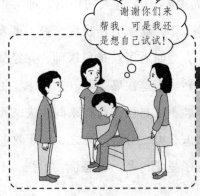

3. 培养独立的人格

每个人都需要别人的帮助，但是接受别人的帮助也必须发挥自己的主观能动性。

√心理解惑：

依赖症到底在依赖什么

很明显，席某是由于自小依赖且爱慕父亲，缺乏独立自主的性格。一旦遇到与父样疏远的情况，就产生心理恐慌的反应，说明她的人格是一种依赖型人格。

依赖型人格源于人类发展的早期。幼年时期儿童离开父母就不能生存，在儿童印象中，保护他、养育他、满足他一切需要的父母是万能的，他必须依赖他们，总怕失去了这个保护神。这时如果父母过分溺爱，鼓励子女依赖父母，不让他们有长大和自立的机会，以致久而久之，在子女的心目中就会逐渐产生对父母或权威的依赖心理，成年以后依然不能自主，缺乏自信心，总是依靠他人来做决定。终身不能负担起选择各项任务、工作的责任，形成依赖型人格。

∴心理调节：

告别依赖，走向自立

要治疗依赖型人格，心理医生可以从以下几个方面出招：

第一招：要充分认识到依赖心理的危害。要纠正平时养成的习惯，提高自己的动手能力，多向独立性强的同学学习，不要什么事情都指望别人，遇到问题要做出属于自己的选择和判断，加强自主性和创造性。学会独立地思考问题。独立的人格要求有独立的思维能力。

第二招：要在生活中树立行动的勇气，恢复自信心。自己能做的事一定要自己做，自己没做过的事要锻炼做，正确地评价自己。

第三招：丰富自己的生活内容，培养独立的生活能力。在学校中主动要求担任一些班级工作，以增强主人翁的意识，使我们有机会去面对问题，能够独立地拿主意、想办法，增强自己独立的信心。在家里，自己该干的事要自己去干，如穿衣、洗碗、打扫卫生等，不要什么都推给爸爸妈妈，做个"小地主"。在学校，除了学习好外，要多参加集体活动，学会去帮助他人。

第四招：多向独立性强的人学习。多与独立性较强的同学交往，观察他们是如何独立处理自己的一些问题的，向他们学习。周围良好的榜样作用可以激发我们的独立意识，改掉依赖这一不良性格。

20

你的身体不会随意叛乱 —— **疑病症**

⊙**案例故事：**

害怕生病的李凯

李凯是一位年轻的经理，他有一个美满的家庭和一份薪水挺高的工作，在他面前是一条阳光大道，可他的情绪却很低落。他常认为自己的身体有病，觉得自己快要死了，他甚至为家人写好了遗书。实际上李凯只是偶尔感到呼吸有些不畅、心跳较快而已。医生让他暂时放下工作，在家休息。

李凯在家里休息了一段时间，但是由于恐惧，他的心理仍不安宁。他的呼吸变得更加急促，心跳得更快，喉咙仍然梗塞。这时他的医生叫他到海边去度假。

海边虽然有清新的空气，壮丽的高山，但仍阻止不了他的恐惧感。一周后他回到家里，他觉得死神很快就要降临。

李凯的妻子看到他的样子，将他送到了一所有名的医院进行全面的检查。医生告诉他："你的症结是吸进了过多的氧气。"他立即笑起来说："我怎样对付这种情况呢？"医生说："当你感觉到呼吸困难，心跳加快时，你可以向一个纸袋呼气，或暂且屏住呼吸。"医生递给他一个纸袋,他就遵医嘱行事。结果他的心跳和呼吸变得正常了,喉咙也不再梗塞了。他离开这个诊所时就变成了一个非常愉快的人。

此后,每当他的病症发生时,他就屏住呼吸一会儿,使身体正常发挥功能。几个月以后,他不再恐惧,症状也随之消失。自那以后,他再也没有找医生看过病。

√ 心理解惑:

疑病症的心理症结

李凯身体上的病倒不要紧,心里的病却必须医治才行。因为他患上了一种叫作"疑病症"心理疾病。

疑病症主要特征是对自身健康状况或身体某一部分功能过分关注,怀疑自己患上某种躯体或精神疾病,但与其实际健康状况不符;医生对疾病的解释或客观检查,常不足以消除患者的固有成见,病人整个心神被对疾病的疑虑和恐惧所占据,临床症状的内容为:疑病症烦恼,如对健康过分注意,感觉过敏,疑病观念。

疑病症是由中枢神经系统机能失调,其特征是整日考虑自己的身体状况,病态地害怕自己罹患严重的疾病,其病因与自恋性格有关。其临床表现为:

患者会诉说身体很多部位的症状,最常见的部位是腹部、内脏、胸部、头部及颈部。如消化不良、腹部胀满、便秘腹泻、胸闷心悸、呼吸不畅、尿意频急、月经不调、阳痿早泄等。有些患者表现为过分关注于身体的某些变化，加上对疾病的认识不足，便产生了各种疑病思维，如怀疑得了心脏病、脑癌、胃癌等，因而疑虑紧张，到处寻医问药，要求做一些不必要的检查或治疗。甚至有些患者，在诉说病症的部位、性质及发作时间等方面，均以有详细精确的描述。但在相关的检查中，并无异常发现。

患疑病症者，男性多具强迫性人格，女性则与癔症个性有关。个性敏感、多疑、主观、固执、以自我为中心、自怜和孤独者多见。本病在有过度执拗、要求过度精确、过分坚持以及无力性的人格中较常见。半数病人发病前有诱因，如重大生活刺激事件；躯体疾病之后，自我暗示和条件联想；尤其是不当的过多检查和解释性的医源性暗示的影响，在疾病的发生发展中起重大作用。

∴ **心理调节：**

怀疑是健康的死敌

健康七招：

1. 保持乐观

俗话说："笑一笑，十年少。"乐观的情绪不仅能使你显示青春活力，还将有助于增强机体免疫力，免受疾病的侵袭。

2. 坦然面对现实

在快节奏的都市生活中，人们会面临种种压力，勇敢地面对现实，把压力当作是一种挑战将更有利于人的身心健康。

3.宽容、平和

怀有怨恨心理的人情绪波动较大，不是整天抱怨，就是后悔；不是对人怀有敌意，就是自暴自弃。这样容易患心理障碍。所以，平时应学会能抛弃怨恨，要原谅别人，更要原谅自己。

4.热爱生活

当一个人患病时，热爱生活的人会多方听取医生的意见，积极配合治疗，并能消除紧张情绪。

5.富有幽默感

有人称幽默是"特效紧张消除法"，是健康人格的重要标志。

6.选择正确方式发泄情绪

不善于用语言来表达自己的忧伤或难过等感情的人容易患病，而压抑愤怒对机体也同样有害，更不能用酗酒、纵欲等不健康的生活方式来逃避现实。伤心的人痛哭一场，或与知心朋友谈谈心，或参加剧烈的体育运动后，常会感到心情舒畅，这就是宣泄感情的意义。

7.拥有爱心

拥有爱心不仅会使世界变得更美好，而且会更有助于自己的身心健康。乐于助人还可使你广交朋友，这不仅是人生的一大乐事，还会使人更长寿。

21
人不需要吞云吐雾 —— 烟瘾

⊙**案例故事：**

一个年少吸烟者的心语

孙涛是某校高三的学生，是同学中著名的"烟鬼"。

孙涛告白："我挺喜欢吸烟的。我觉得烟这个东西挺适合我的，虽然我年龄不很大，但各种好烟我都尝过，这方面的经历我不比任何人差。现在进入高三了，我越发感到我离不开烟了。有时候学习到深夜，非要抽上一根烟才可以提神。平时上课的时候，当觉得有点疲劳时，也会偷偷地向老师请假上厕所，实际上是出去过烟瘾。有时候，我很想戒掉抽烟，原因很简单，父亲最近下岗了，家里的经济有点困难，给我的零花钱就少了，好烟自然也抽不起。在我周围的同学中，也有不少'老烟鬼'，大家课间聚在学校的一角，就会轮着发烟抽。每次当我发誓要开始戒烟时，这些人都三番四次地劝我，最后我就挡不住别人三言两语的劝诱，重新开始抽。父母对我抽烟早有耳闻，也不想拿我怎样，只不过内心里，我很想以新的形象表现给父母看，只是我也不能肯定什么时候我才会戒烟成功。"

烟瘾的心理黑洞

日常生活中，像孙涛这样的烟民随处可见。他们把烟当成了自己生命的一部分，他们需要烟的力量振奋自己的情绪。有些嗜烟成瘾的人一时也不可离开香烟，而一些正处花季的少男少女也盲目地抽烟以显示自己的"成熟"与"潇洒"。当然男女吸烟的心理也存在差别，来自美国加州大学的戴尔菲诺和贾姆纳通过研究发现，男性吸烟的主要目的是通过吸烟驱除不良情绪，如很多人希望通过吸烟控制自己的紧张、焦虑，不少人在自己情绪低落、悲伤时吸烟量增加，也有些人通过吸烟解除疲劳，集中注意力。相反，女性吸烟则较少出于上述动机。她们之所以吸烟，更多的是希望通过吸烟表示自己自立、与男性平等、新潮，或希望通过吸烟减轻体重。

嗜烟者吸烟的数量会不断增加，由一天几支到一天几包，有甚者坐在那里抽烟，可以不熄火，一支接一支不间断地抽。吸烟成瘾的人一旦不吸烟就会产生消极反应。如打瞌睡、打呵欠、流眼泪、心情郁闷、坐立不安等。嗜烟者一般具有好交往、合群、喜冒险、行事轻率、冲动、易发脾气、情绪控制力差等个性特征。调查显示，有71%的嗜烟者同时还伴有其他嗜好，如饮浓茶、喝酒、喝咖啡等。

据世界卫生组织调查，在工业发达的国家中有1/4的癌症都是由吸烟引起的。有人做过统计，在65岁以下的死亡者中，死于癌症者，吸烟的占90%；死于支气管炎的，吸烟的占75%；死于心肌梗死者，吸烟的占25%。

1. 一人吸烟，全家睡不好

烟草中含有4000多种化学成分，其中已经有50种成分被证明可以导致吸烟者患上癌症。然而，瑞典科学家最新研究显示，吸烟者呼出的烟雾中含有大量能够导致哮喘和支气管炎的内毒素，这种物质还会严重影响被动吸烟者的呼吸系统健康。

2. 母亲吸烟，影响后代

在美国，有超过20%的新生儿父母被自己家里的"夜哭郎"所困扰。一直以来，医学上对于这种哭闹现象也没有什么确切的解释。

此前的研究已经证明，母亲在怀孕期间吸烟，会增加生产低体重儿、婴儿猝死以及婴儿呼吸道患病的概率。

∴心理调节：

别再吞云吐雾

因为吸烟有害，许多吸烟者都产生戒烟意图和采取了戒烟行动。然而驱走烟瘾，戒除烟瘾谈何容易。吸烟容易，戒烟难，很多尝试过戒烟的人可能都会有这样的想法，"不是我不想戒，只是戒烟会让我很难受"，于是，一次次"断奶"，一次次又捡起来。其实，这很正常，也并不意味着失败，专家告诉我们，许多人往往需要几次才会戒烟成功。戒烟者在心理调节上用一些方法，可以起到事半功倍的作用。

1.心理暗示法

坚持一整天不吸烟，每天清晨反复告诫自己：我一定能做到。

2.逃避法

把勾起吸烟欲望的东西拿走，不备烟缸、火柴等能勾起欲望的物件；喝酒使人的抑制力、自制力降低，更容易反复，所以，尽量减少与酒友聚会；远离吸烟的场所和人群。

3.行为转移法

每天饮用大量的水或果汁，至少6至8杯。避免咖啡、可乐及其他含咖啡因的刺激性饮品；保持双手忙碌。以往每天手和嘴会很多次重复吸烟的动作，戒烟之后，或许一下改不了这个习惯性动作，可选择一些替代品来帮助改变这些习惯，如口香糖、牙签等针对嘴上的习惯，铅笔、勺子、咖啡搅拌棒等可针对手上的习惯。还可以把一些低热量的小食品（水果、蔬菜、玉米、无糖口香糖等）放在随手可取的地方，也有助于控制烟瘾并维持良好的体重。

4.借助外援法

邀请家人和朋友一起加入戒烟的“队伍”，相互鼓励，经常交流成功的心得。

5.监督法

家人、朋友的支持对想要戒烟者来说必不可少，可将自己“戒烟”的信息广而告之，让亲友帮忙监督，约束自己。

22

借酒消愁愁更愁 —— 酒瘾

⊙**案例故事：**

被酒精缠住的马长顺

电工班班长马长顺，五十多岁了，酒瘾特大。每天必喝，而且逢喝必醉。

马长顺 24 岁丧妻，膝下无子女，不知什么原因，他一直没有再娶。有人好奇便问他，他什么都不说；人们再问他，他扭头就走。人们都说他是个怪人。

马长顺喝酒有个习惯。他自己可以在值班期间狂喝海饮，但他绝不让他手下的 7 个小电工沾一滴酒。只要看到他们谁偷偷喝酒，他不仅严厉呵斥，而且还责令其回家写检查。手下的人为此深表不解。

一天晚上，正值电工小路值班，当他路过马长顺的办公室的时候，看到喝着酒嘴里还在不停地念叨着什么的班长。好奇心驱使小路走进了他的办公室。

小路真诚地劝说班长不要喝那么多酒，酒很伤身，并且让他多注意身体。听到这里，平时挺严肃的马长顺，突然放下手中的酒杯抱头大哭起来。一会儿，马长顺抬起头说："你知道我为什么爱喝酒吗？有谁知道我心里的苦啊……"

原来，马长顺的妻子当年很漂亮，追求她的人很多，马长顺是通过朋友介绍认识她的。在那么多的追求者当中，马长顺靠的就是人老实、不喝酒赢得了妻子的欢心。因为他的妻子从小就对酒精过敏。

其实，当时马长顺很爱喝酒，只不过认识妻子那段时间，母亲有病，马长顺那点微薄的工资全部用在母亲的药上，没有多余的钱买酒。

结婚后，随着生活的好转，马长顺的酒瘾就犯了。为此妻子经常和他吵架。

一天，马长顺酒后工作出了事故，被调到离县城很远的一个山区乡镇。那段时间，马长顺很消沉。听邻居说丈夫消瘦了很多，平时极力反对丈夫喝酒的妻子特意备了两瓶酒去看望马长顺。从此，每个月的第一个星期天，妻子都会带酒去看望马长顺。

又盼到了妻子送酒的星期天，马长顺一直等到下午 4 点多，连妻子人影也没有看到。后来，听一个同事说，上午县城来的一辆班车出了车祸，车上人全部遇难。马长顺来不及听同事讲完，就朝出事地点奔去。还没找到妻子人影，就闻到一股扑鼻的酒味……

从此，酒成了马长顺生命里的唯一依靠，也只有在喝醉的时候，才能看到妻子微笑着向他走来。

√心理解惑：

酒瘾的心理症结

酒瘾往往是对生活现状或问题的逃避。古语有言："借酒浇愁。"酒精有麻痹神经的作用，于是有人就沉醉于喝醉之后那种飘飘欲仙的感觉，并以此逃避现实中的困难。久而久之，酒瘾越来越大，到最后难以自拔。危害身心健康也给社会带来了不良的影响。

长期大量饮酒还会导致慢性酒精中毒，对人体造成多方面的损害。

1. 会引起视力减退

酒中甲醇继续分解出来的甲醛对人的视网膜有特殊毒性，长期痛饮，视网膜持久受到伤害，就会使视力迅速减退，甚至失明。

2. 会引起营养缺乏

酒精过多会抑食欲，好酒的人常常多饮（酒）少吃（菜）就是例证。同时，酒类所含有的热量是没有营养成分的，酒后发热，还会消耗体内原有的大量热能；多饮少吃的结果又使人体得不到及时有效的营养补充，天长日久就会造成营养不良。

3. 会引起消化道病变

经常饮用烈性酒，食道和胃黏膜就会长期受到刺激，从而引起充血，导致食道炎、胃炎和胃溃疡。据统计，肝癌就是嗜酒者最常见的死亡率甚高的病症。

4. 会引起呼吸道病变

长期嗜酒、酗酒会使呼吸道防御病毒的功能降低。

5. 产生精神障碍。

嗜酒习惯的成因较复杂，归纳起来有：

1. 遗传

嗜好饮酒者常常具有家族性，家族中曾有酒精中毒者，其他成员也易发生酒精中毒，并且发生得早而严重。国内10家单位曾对部分酒依赖者的亲属进行调查，发现酒精中毒的比例甚高，一级亲属为447%，二级亲属为126%。

2. 社会文化

受民族传统和风俗习惯的影响，许多国家和民族把饮酒当作社交和礼仪需要。如逢年过节，亲朋好友相聚，都要举杯畅饮，以增添喜庆气氛。我国就有以酒代"久"之内涵，表示"友谊天长地久"和"永久"之意；西方国家的人也有在工作之余或回家之后斟上一杯的习惯；高寒地区的人，有空腹饮酒的习惯，并以豪饮为荣，不醉不休。

3. 生意的需要

不知缘于何时，有了一个不成文的规定，洽谈生意都要在餐桌上"烟酒"（研究）。由于长期陪客谈生意，则慢慢养成嗜酒习惯。

4. 心理

许多人因生活枯燥、精神空虚，或感到前途悲观、渺茫，于是常常"借酒消愁"，以减轻精神上的苦恼，即所谓"一醉解千愁"。

∴心理调节：

告别酒精依赖

大多数饮酒成瘾的人都同时有其他的心理问题。很多人把喝酒作为一种逃避现实的方法，所以要解决依赖酒的问题，必须重视心理健康。比如，有人喝酒是因为生活中的挫折。据调查，酗酒对个体和社会的危害极大，因此对酒精滥用者和酒精依赖者必须进行治疗和戒酒指导。常用的方法有：

1. 认知疗法

通过影视、电台、图片、实物、讨论等多种传媒方式，让嗜酒者端正对酒的态度，认识到适量饮酒有益，超量饮酒有害，逐步控制饮酒量。

改善方法：酗酒者常有许多坏习惯，如有人喜欢空腹饮酒，有人喜欢一饮而尽，有人喜欢敬酒、罚酒、赛酒、赌酒、灌酒，这些不良习惯都应革除。饮酒前要多吃菜，慢慢饮，为社交喝酒时，要随人意。

2. 厌恶疗法

对嗜酒成瘾的患者的饮酒行为附加一个恶性刺激，使之对酒产生厌恶反应，以消除饮酒欲望。

3. 家庭治疗

酗酒往往给家庭带来不幸，但对其进行制约的最好环境也是家庭。因此，家庭成员应帮助患者，让其了解酒精中毒的危害，帮助其树立起戒酒的决心和信心，并与患者签好协约，定时限量给予酒喝，循序渐进地戒除酒瘾。同时创造良好的家庭气氛，用亲情温情去解除患者的心理症结，使之感受到家庭的温暖。

4. 集体疗法

患者可成立各种戒酒者协会，进行自我教育及互相约束与帮助，达到戒酒目的。国外有各种各样的嗜酒者互诚协会，日本有民间的断酒会。这些组织每周聚会 1 ~ 2 次，讨论戒酒方法，介绍戒酒经验，互相勉励。

5. 药物疗法

对酒依赖患者可采用药物治疗，在医生的指导下对症治疗。

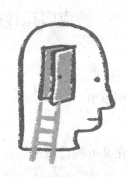

第四章

排除心中杂念，
重塑自我认知

23

克服花钱的欲望 —— 购物狂

⊙ **案例故事：**

别做购物狂

在某电视台做编导的陈小姐平时工作很忙，虽然收入不错，但是很少有可以自由支配的时间，一旦哪天不用工作，就要抓紧时间去逛商场。将上千元的毛衣、皮鞋、数千元的外套提回家，虽然衣橱已塞得满满当当了，但她还是高兴，觉得是对自己前一段辛苦劳作的犒赏。

刚工作不久的小谷尽管挣钱不多，但她有时也能把几千块钱在几个小时内花完，买回的东西有没用的首饰和衣服，有时还可能花几百元买支口红送人。

小乐说当她和丈夫发生矛盾后，多数是花钱消气。和朋友说，又觉得大家都有压力，不愿把自己的不快带给朋友；和父母说，又不愿让他们担心；和丈夫讲，急性子的她和慢性子的他是越讲越生气，一时半会儿根本讲不通，还会徒增更多的气。如果用家里的东西来发泄，有些是爱情纪念品舍不得，而且最后的"战场"还得自己来打扫。说来说去也只有让自己的不满发泄到外界才能两全其美。于是，她生气时就会出去逛，平时想吃的甜点放松地吃；平时想买的衣服放开地买；平时舍不得去玩的地方尽情地玩……总而言之，只要能让自己的情绪发泄出去，做什么都行！等到钱花得差不多了，自己的情绪也慢慢平息了。但事后，再看那些买来的东西，有时也会心疼，当时怎么就下得了狠心呢？

√心理解惑：

购物不能填补心灵的缺失

陈小姐患上了购物狂这样一种心理病症。

购物狂的组成是一群很奇怪的人群。有无所事事的家庭妇女，有压力巨大的成功人士，有热爱虚荣的时尚男女，也有情场失意的痴男怨女……有没有钱，倒并不是主要的问题，反正最后都是大包小包的提回家。

购物狂是心理疾病之一，这种心理产生的原因归根结底是心理缺少安全感，需要以不停买东西来安慰自己。购物行为本身可能产生短暂的快感和陶醉，而一旦形成习惯，也会像吸食鸦片一样上瘾而无法自拔，而它带给人的伤害却不会比鸦片小。

为了平衡情绪或缓解压力去疯狂购物，或许能在买东西的过程当中感到快乐，很多人说："去大肆采购一番，然后想尽办法把钱花光，心情也就好了。"但这并不是宣泄无奈的最佳方式，更不要拿购物当作"心药"。

事实上，疯狂购物症患者每次买完东西后都会感到非常后悔，物品一旦到手就失去了吸引他们的魅力。长此以往，贪购症患者会掉入自卑的恶性循环中去，他们除了通过购物来发泄某种压抑的情绪之外，无法再用别的外在的物质刺激来填补内心的空虚。

有疯狂购物症的人在生活中往往心理素质比较脆弱，容易紧张和焦虑，每次看到自己买了很多根本用不着的东西后，心情会更加郁闷。

∴**心理调节：**

克制花钱的欲望

人们可以用改变购物模式的方法矫正购物狂热行为。

1.交费时不刷卡，改用现金支付，或长期在银联卡里只留小数目的钱。这样就会有钱被掏出去的感觉。

2.购物前先列清单，限定只能买清单上列出的物品，如果实在控制不住购物欲望，就把购买目标放在价格较低的小东西上。

3.采用"改日再来"的延缓方针。在垂青某商品时，先不急于掏钱，而是暗示自己："改天再来吧。"下次来时由于心情变化，购物欲可能下降。

4.强化期待心理。对欲购物尽可能地发现它的不足与缺点，这样你可在期待更完美的物品问世的情绪中，缓解购物欲望。

5.心里空虚、压抑、无聊时。最好的解决方法是去做些较激烈的体育运动，而不去逛街购物。

24

本来无一物，何处惹尘埃 —— 洁癖

⊙案例故事：

晶晶的怪异行为

晶晶今年 15 岁，是一名中学生，有些胆小、害羞。她本来是一名成绩优秀的好学生，朋友也很多，家庭条件也还不错，一直生活得很幸福，但最近她却突然有了严重的洁癖，不仅影响到她的生活和学习，甚至让她陷入极度紧张状态。

刚开始，她认为自己手上有灰土、细菌等，故每天洗手几十余次，逐渐发展到无数次，明知无此必要，但就是控制不住。她还反复擤鼻涕，强令其母给自己洗衣服，晒干后仍须再洗一次。此外，她还总是害怕书中进脏东西，以至于不敢看书，学习成绩也明显下降。对此，她觉得非常苦恼，出现了明显的焦虑症状，甚至开始悲观厌世，继之表现为强迫性疑虑，整日陷入精神紧张状态，不能坚持上学。

最近，她开始不敢在厕所内系裤带，怕脏东西系在裤内，怕空气中的灰尘，有时别人在擦地或脱衣服时也认为脏东西会飞到她身边来。

晶晶的清洗症状出现在两年前，有一次她去同学家玩，刚开门一条狗突然猛扑过来，两只前爪搭在她的双肩上，她当即被惊吓得高声惨叫。此后就表现出精神不振的状态，还时常发呆，觉得很孤独，入睡困难、多梦等。继之，她感觉双袖筒和前胸部有灰，不时地用手拍打。两个月后认为手上有灰土、细菌等，开始了不断的清洗行为。

√心理解惑：

洁癖的剖析

所谓"洁癖"，是指在讲究卫生方面总是瞻前顾后，尤其最注意手的卫生，每天要洗几十遍，每次要打三遍肥皂，每接触过一件东西，就得把手洗一次，不然就痛苦万分，什么事情都做不了。

"洁癖"表现的症状属于强迫性神经官能症，是很常见又很顽固的一种心理疾病。患者主观上感到有某种不可抗拒的、强迫无奈的观念、情绪、意向或行为的存在，他们能够意识到这些都是不应该出现或毫无意义的，但是又从内心涌现出强烈的焦虑和恐惧，非要采取某些行为来安慰自己。例如，你一做完一件事就觉得手脏了，心里很不舒服，就非要洗一定时间或一定次数，如果不这样，就感到特别焦虑，而且害怕自己如果洗不够，一定会变疯了，所以，每次都是洗了又洗，这样心情就要好一些。可是过不久又重复。强迫症分不同的类型：

1. 强迫观念

表现为头脑中反复出现一些观念、怀疑、回忆、联想和问题，这些内容毫无意义，但又无法摆脱。

2. 强迫意向

患者常常被一些与正常心理状态相反的欲望和意向所纠缠，产生一些可怕的冲动。例如，患者站在高处就有要往下跳的冲动，抱着孩子在阳台上，就有要往下扔的意向，看到尖刀就有杀人的念头，等等，患者感到十分害怕，他绝不会做出这些行为，但又控制不住这些意向的出现。

3. 强迫行为

患者不由自主地做一些不必做的事情，如数数、检查、洗涤或某些仪式动作等。强迫症与心理－社会因素有关，过度的疲劳、紧张、精神刺激等可以诱发患病。患者的性格多具有敏感、固执、主观任性、急躁、好强、自制力差，或胆小怕事、优柔寡断、犹豫不决、谨小慎微、自卑、墨守成规、刻板等特点。

∴**心理调节：**

把心中的灰尘抹去

洁癖患者，治疗上主要有两种方法：即系统脱敏法和满灌疗法。

应用系统脱敏法的时候，医生会请患者把自己害怕的东西强迫型人格的人，在日常生活中也出现强迫症状，具体行为表现有3个方面：

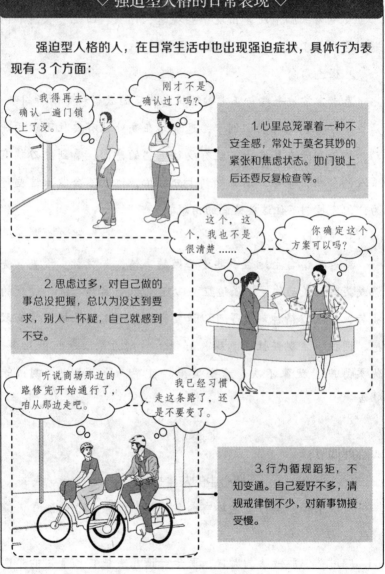

1. 心里总笼罩着一种不安全感，常处于莫名其妙的紧张和焦虑状态。如门锁上后还要反复检查等。

2. 思虑过多，对自己做的事总没把握，总以为没达到要求，别人一怀疑，自己就感到不安。

3. 行为循规蹈矩，不知变通。自己爱好不多，清规戒律倒不少，对新事物接受慢。

和场景、经常做的事情，从轻度到重度写出来，然后每天从最容易的事情入手控制自己的行为，如逐渐地减少清洁的次数和时间。

满灌疗法一般的操作步骤是：让患者坐于房间内，请其好友或亲属当助手。患者全身放松、轻合双眼，然后让助手在患者手上涂抹各种液体，如清水、墨水、米汤、油、染料等。在涂抹时，患者应尽量放松，而助手则尽力用言语形容手已很脏了。患者要尽量忍耐，直到不能忍耐时睁开眼睛看到底有多脏为止。助手在涂抹液体时应随机使用透明液体和不透明液体，随机使用清水和其他液体。这样，当患者一睁开眼时，会出现手并不脏，起码没有想象的那么脏的情况，这对患者的思想是一个冲击，说明"脏"往往更多来自于自己的意念，与实际情况并不相符。而当患者发现手确实很脏时，洗手的冲动会大大增强，这时候，治疗助手一定要禁止他洗手，这是治疗的关键。患者会感到很痛苦，但要努力坚持住，助手在一旁应积极给予鼓励。此时，助手的示范作用很大。助手可在自己手上涂上液体，甚至更多更脏，并大声说出内心感受。由于两人有了相同的经历，在情感上就能得到沟通，对脏东西的认识也能逐渐靠拢。这时，患者要仔细体会焦虑的逐步消退感。满灌疗法在刚开始时把人推向焦虑的顶峰，但随着练习次数的增加，焦虑会逐渐下降，洁癖行为也会慢慢消退。

25

水仙花之恋 —— **自恋**

⊙**案例故事：**

爱上了自己的小凡

有这样一个故事，郎才女貌的令人羡慕的男女却遇到了离婚的困境。

小凡说："我不同意离婚，因为我是爱你的。"丈夫说："已经是正式夫妻了，你和我做爱还是毫无激情，怎么能说还有爱情？如果你只尊崇柏拉图式的爱情，那么，我对你说声对不起，因为，你选错了人，我在夫妻生活上的要求俗不可耐，我需要和谐的性关系。"在此后的几个月里，小凡努力调动自己和丈夫私生活的情绪。可是，她做不到，当她把自己打扮得很妩媚、很性感、很美丽时，她总觉得对丈夫有如饥似渴的亢奋要求。可是，一旦激情迸发，哪怕室内没有一缕光亮，小凡仍躲不开眼前幻觉中出现的一面镜子。她立刻会看到镜子里的自己，头发蓬松，衣衫不整，而面部的化妆品被抹成了大花脸，自己的表情淫荡极了、丑极了……她的热情立刻被倾泻而下的冷水浇灭，她想让自己深爱的丈夫得到满足，但她只能够维持一种故意和做作……终于，丈夫也难以宽容了。这一夜，丈夫一把推开她，气吁吁地跳下床坐到沙发里一支接一支猛抽烟，用前所未有的阴沉声调问她："你这样演戏是不是很痛苦？有一句话我实在不忍心说出口，我越来越感到不是在和妻子做爱，而像一个妓女在应付无聊的嫖客……为了我们都不痛苦，趁我们还没有孩子，分手吧！"小凡听了，心里刀割一般的痛，她哭了。她说出了自己面对摆脱不掉的那面幻觉中的镜子时内心的恐惧和无奈。

丈夫沉默不语，半晌，说："我相信你的话，但你必须去看心理医生。"

√心理解惑：

为什么你不能爱别人

小凡是典型的自恋人格障碍。

小凡追求美的打扮、美的气质无可非议，但她在性爱生活时无法接受头发蓬松、衣衫不整，拒绝褪去的礼仪型形象，除了有强烈的自恋倾向外，恐怕还有自幼形成的强迫型人格障碍，或后天出现的强迫观念（执着追求自我形象的时刻完美），是更重要的心理原因。从这个故事中，我们也可看出，心理疾病患者，都有其各自的病因和错综复杂的行为表现。

自恋的英语为 Narcissism，直译成汉语是水仙花，来自一个美丽的古希腊神话，美少年那克素斯爱上了自己水中的倒影，每天茶饭不思，憔悴而死，变成了一朵花，后人称之为水仙花。

自恋的来历虽美，自恋型人格却很不令人喜欢。

对自恋型人格障碍的诊断，目前尚无完全一致的标准。一般认为其特征主要如下：

1.对别人的批评的反应是愤怒、羞愧或感到耻辱，尽管不一定当即表露出来。

2.喜欢指使他人，要他人为自己服务。

3.过分自高自大，对自己的才能夸大其词，希望受人特别关注。

4.坚信他关注的问题是世上独有的，不能被某些特殊的人物了解。

5.对无限的成功、权力、荣誉、美丽或理想爱情有非分的幻想。

6.认为自己应享有他人没有的特权。

7.渴望得到持久的关注与赞美。

8.缺乏同情心。

9.有很强的忌妒心。

只要出现其中的五项，即可诊断为自恋型人格。

自恋型人格在许多方面与癔症型人格的表现相似，如情感戏剧化，有时还喜欢性挑逗等。二者的不同之处在于，癔症型人格的人性格外向、热情，而自恋型人格的人性格内向、冷漠。

∴心理调节:

恋自己,更要恋别人

对自恋型人格障碍的治疗,一般可采用以下方法:

1.解除自我中心观

自恋型人格的最主要特征是自我中心,而人生中最为自我中心的阶段是婴儿时期。由此可见,自恋型人格障碍患者的行为实际上退化到了婴儿期。你可把自己认为讨人厌嫌的人格特征和别人对你的批评罗列下来,看看有多少婴儿期的成分。

还可以请一位和你亲近的人作为你的监督者,一旦你出现自我中心的行为,便给予警告和提示,督促你及时改正。通过这些努力,自我中心观是会慢慢消除的。

2.学会爱别人

对于自恋型的人来说,光抛弃自我中心观念还不够,还必须学会去爱别人,唯有如此才能真正体会到放弃自我中心观是一种明智的选择,因为你要获得爱首先必须付出爱。自恋型的爱就像是幼儿的爱,不成熟的爱,因此,要努力加以改正。

生活中最简单的爱的行为便是关心别人,尤其是当别人需要你帮助的时候。当别人生病后及时送上一份问候,病人会真诚地感激你;当别人在经济上有困难时,你力所能及地解囊相助,便自然会得到别人的尊敬。只要你在生活中多一份对他人的爱心,你的自恋症便会自然减轻。

26

饕餮大餐的背后隐藏着什么 —— **暴食症**

√**案例故事:**

贪吃的张洁

张洁是一名大学生,最近她就出现了这种暴饮暴食而不能自制的怪毛病。她每天都要去商店买一大堆零食,无论在寝室、教室还是路途上,都吃个不停、嚼个不停。一走进食堂就更无法遏制食欲,只要食堂卖的食品她都要吃一遍,吃了饺子想吃包子,吃了包子想吃烙饼,看到小点心又要吃小点心,非要吃到胃被撑得难受才算罢休。如果想吃的东西没吃,就会没心思上课或上自习,晚上连觉都睡不好。

由于不断地暴食,使身体明显发胖,变得越来越臃肿,张洁苦恼不已,一再发誓再不吃零食,再不滥吃了。但一走进商店、一走进食堂又无法控制自己,尤其是心情不好时就吃得更凶。吃多了消化系统负担很重,所以老是昏昏欲睡,上课打不起精神,晚上不想上自习,早早就睡觉了,学习成绩直线下降。为此,她内心十分痛苦,几乎对自己失去信心,苦闷之中她对生活多了一些失望。

其实张洁的病因来自于幼年。她很小时，寄养在奶奶家，奶奶同叔叔婶婶住在一起，叔叔有一个比她小的女儿，她与堂妹一起睡、一起玩耍。随着年龄的增长，渐渐她发现周围的人都特别喜欢堂妹，在众人面前人们总是夸奖堂妹长得漂亮、逗人喜爱，有好吃的、好玩的东西都愿送给堂妹，常常把她冷落在一边。

她的父母每隔一段时间到她奶奶家看她一次，每次来都是给堂妹带件漂亮的衣服或其他礼物。堂妹虽然年纪较张洁小，但个子却比她高，因此她常常是捡堂妹穿剩下的衣服来穿。这一切深深地刺伤了她幼小的心灵，她恨堂妹，恨周围的人，更恨自己的父母，认为连自己的父母都嫌她长得丑而不喜欢她，不给她买漂亮衣服和玩具，让她穿堂妹穿过的衣服，进而又恨父母为什么将她生得这么丑。

从那时起，张洁的心里就用无节制地进食来排解她内心的苦闷。

开始的时候她没在意，心里只关心怎么度过这段最难熬的失恋，只要让自己的心不再为这件事痛，什么代价都可以付出。但有一天，当她洗完澡站在镜子前，忽然在镜子里看到一个臃肿衰老的女人，满身都是赘肉，皮肤松弛。

她也曾想过控制，可暴饮暴食已经成了习惯，每次想控制一下的时候，想起镜子里的身体，觉得自己没什么希望了，就放弃了控制的努力。

　　每天她带着沉甸甸的胃，和自己肥胖的肚腩。更是一点信心都没有了，活得越来越像一个没有性别的饕餮动物。

√心理解惑：

为什么吃不够

　　因为心里痛苦，或者压力过大，依赖暴饮暴食解决内心问题，这是一种嗜吃症，是一种常见的心理疾病。嗜吃带来的问题是肥胖问题，使得嗜吃者在两性婚恋领域失去竞争优势，给其带来更大的心理压力，就更加依赖食物生活，变相地产生了更加压抑的问题。

　　这种饮食紊乱，都属于由心理因素引发的进食障碍。在现代社会中是常发生在女性身上的常见病症。这可能是由于女性的生活习惯和身体机能的特点造成的。这些问题在很广泛的女性群体中，有各种程度的发病状况。要解决这个问题，一方面要求助心理医生，另一方面还是要自我救赎。因为这些问题的根本原因是社会生活的压力所致，如果作为个体不能对抗压力、正确对待自己的生活，这些问题也就不能得到根本的解决。

∴心理调节：

暴食的自我救赎

　　拥有暴食症的人，需要从以下几个方面积极调整：

◇ 情绪提醒我们的行为习惯 ◇

　　情绪有警示我们行为的作用，它使人在处事时三思而后行，有助于个人在为人处世中不致失礼。比如：

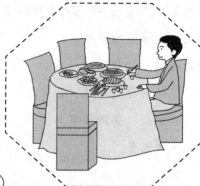

　　当感到饿的时候，面对满桌的美味佳肴，在饥饿感的驱使下很多人会迫不及待地想动筷子，这是饥饿情绪的本能反应。

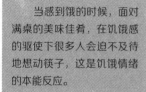

怎么还不来啊，真是饿死了。

　　然而，肚子饿只是一个讯号，你应当在动筷子之前，考虑一下是否需要等待别人来了之后一起就餐，否则很不礼貌。

　　倘若吃饭的时候一味地从自己的本能情绪出发，自己的情绪虽然受到了照顾，却容易引起其他人的反感，任由情绪发展，不是一件好事。

1.心理引导

首先应当确认你的生活习惯中是否存在这种不良倾向，甚至是已经构成心理病症、造成生理影响的表现。如果确认，那么你就该认识到这不仅是一种不良的生活习惯，而且是会愈演愈烈的恶性循环，将对你的身体和生活造成更严重的影响。

从心理治疗的角度讲，在你有了一个正确的认识后，应当果断地给自己心理暗示，比如：面对食物时，你应该想这些食物对你来讲并不是美味，因为第一，你的身体并不需要这么多的营养；第二，你的胃口其实并没有获得享受，这样对待这些食物是一种浪费。

2.援助

出现饮食紊乱症的女人，大多属于性格孤僻、内向的人，容易产生抑郁、紧张情绪。所以在面对你的问题时，你最好向信任的人求援。

3.运动

食欲可以通过运动实现有效地克服。尤其是不正常的食欲，有时是因为生活慵懒、身体机能不健康造成的，所以健康的生活习惯，尤其是舒缓、适度的运动可以让你远离食欲的骚扰。同时运动还可以让人心情舒畅，性情变得开朗活泼，改变那种内向孤僻的性格，对饮食紊乱症有很大的作用。

4.恋爱

女人都说，恋爱时最容易减肥，因为那时候人会处于一种不自觉的亢奋状态，每日睡眠时间减少，也不会有很强烈的食欲。有的人还很形象地描述那种感觉是"皮肤下的每根毛细血管都活跃着"。恋爱时，由于精神系统的活跃，造成新陈代谢加快，整个身体机能也处于一种相对亢奋的状态。在这种状态下，可以很有效地克制食欲。

5.选择朋友

学会选择朋友是非常重要的。如果身边只是那些重视外表的朋友，那这样的友谊是不会长久的。多结交几个有思想的朋友，他们会给人带来意想不到的快乐，并在人们把握不住自己的时候发出忠告。

6.正确认识饮食

饮食是人们赖以生存的基本需求。每个人都必须每天摄入一定的食物用来维持自己的需要。所以，要把吃饭当成是一种很正常的事情。千万不可以为了身材就不吃东西。不要过高要求自己的身材。

27

拿什么来拯救你的胃口 —— 厌食症

⊙**案例故事：**

厌食的王寒

16 岁的小姑娘王寒一米六的个子，但仅仅 38 千克，让人一看就想起《包身工》里的芦柴棒，或像埃及的一具木乃伊。坐在沙发上，蜷成一团，像病猫一样动都不能动。连医生都感慨："一个小女孩变成这样，太可惜了。"王寒是武汉某中学初三学生，从刚刚过了 16 岁生日起，她患上严重的神经性厌食症，现在，她几乎什么都吃不下，仅能喝一点点鱼汤。这个 16 岁的姑娘因为神经性厌食症影响到身体发育，导致内分泌紊乱，直到现在还没有来月经。王寒将这一切归罪于两个原因：对病态瘦的过度追求和对父母的报复。"小的时候，在乡下长大，那时候挺快乐的，后来进城，乡下的口音令我和同学格格不入，那时我的体形也偏胖，同学们都嘲笑我，我就想我一定要瘦下去。"有的时候，王寒就不吃饭，考试没考好，王寒也罚自己不吃饭，她觉得这样正好一举两得。王寒的父母没发现女儿的异常，妈妈工作很忙，到最后，不吃饭成了王寒的法宝。到父母发现时，王寒的神经性厌食症已经非常严重，她什么都吃不下了，去医院治疗，医院只能通过打营养液来补充其体能。王寒的妈妈含着泪说："她很好强，她走到这一步也怪我们对她关心不够，但我们也不是不关心她呀，现在的孩子真不知道怎么办呀！"

√心理解惑：

为什么对吃不感冒

王寒妈妈的担忧是普天下所有人对厌食者的担忧，因为厌食绝对可以夺走人的生命。美国知名歌星海伦卡朋特就是因厌食症导致死亡，她死时瘦得剩皮包骨，体重只得 31 千克。

心理专家说，厌食者一般都家庭背景良好，这并非指富裕，是指家里父母都有周全的照顾。从另一个角度看，如此过于关怀会使孩子觉得自己没自由，而唯一他们可以夺回的主控权，大概只有在进食这件事上，很快，这想法就变成一种抗议，带有明显的示威成分，并且还会堂而皇之地以自己发胖为借口而拒绝进食。但厌食症也有源于自我强迫现象的。

一些少女虽然体态标准，也会对自己体型诸多不满。并以完全拒绝食物来做所谓的减肥。这是严重自我强迫心理病。假如是强迫病类，那么病因也许跟病人体内血清素成分有关系，血清素低弱，就容易发生强迫心理病。

儿童厌食，可能是一种"抗议父母"的心理所造成；少女厌食，则可能是一种爱美过度的心理病。然而，厌食症不只是发生在儿童和少女身上，有许多公司职员，患厌食症的概率也是很高的，如模特儿、表演艺人及一些需要在公众维持标准体型的行业，他们因为时刻要维持形象而更容易产生压力，导致厌食。而且厌食症不仅发生在女人身上。男人中也偶有案例。

厌食的征兆不难察觉，厌食者除了拒绝进食，还变得封闭寡言，脾气恶劣：女人会出现闭经的现象，而且厌食者体重跌至标准体重75%以下、血压低、心跳缓慢、便秘、晕眩、口臭、睡眠不好、运动量减少，严重的身上会长出细细的茸毛。严重的厌食现象，甚至会威胁生命。

∴ 心理调节：

怎样拯救你的胃口

厌食症对一个人具有很大的危害性，对于一个患有厌食症的人来说，需要从以下几方面着手进行治疗：

1. 补充营养，纠正营养不良

严重的营养不良患者可有生命危险。神经性厌食症病人在严重营养不良状态下，死亡率可高达10%。因而必须紧急抢救治疗。如果患者拒绝治疗，应采用劝说及强迫方式使其住院，以挽救病人的生命。

这时的治疗为纠正水电解质的平衡，补充钾、钠、氯，并进行监测。血浆蛋白低下时，静脉补充水解蛋白、鲜血浆等。贫血须补充铁、服叶酸，补足维生素等。

由于患者长期不进食，胃肠功能极度衰弱，因此进食应从软食、少量多餐开始逐渐增加，不能急于求成；适当给予助消化药：胃酶合剂、多酶片、乳酶生等，或针灸治疗，也可用小量胰岛素促进食欲及消化功能恢复。

2.心理治疗

心理治疗包括疏导病人的心理压力，对环境、对自己有客观认识，找到适应社会的角度及处理和应付各种生活事件的能力。另外，对健康体魄的概念，标准体重的意义，对自己的身体状况有客观的估价。了解食物、营养学方面的知识。对于家庭关系紧张的患者，必要时可请家人做家庭心理治疗。

行为矫正是心理治疗的另一类型，主要是促进病人体重恢复，可采用限制病人的活动范围及活动量，随着体重的增加，逐步奖励性地给予活动自由，这种方式一般要在医院中当病人体重极低时采用。

3.精神科药物治疗

临床中经常使用的抗抑郁药。病因学中认为该病可能与抑郁症有关，因此采用氯丙咪酸、阿米替林、多虑平等。安定类药物也是常用来调整病人焦虑情绪的药物。这些药物对改善病人的抑郁焦虑情绪有肯定的作用。最早用于治疗厌食症的药物是冬眠灵（氯丙嗪）、奋乃静等药，使用小剂量，以治疗病人极度怕胖、不能客观评价自己的体形（体相障碍）等，在治疗中也收到一定效果。

28

世界为什么没了黑夜 —— 失眠

⊙**案例故事：**

一位失眠的农民

53 岁的王某是某地一普通农民。

王某失眠、多梦已 20 余年了。20 年来，他晚上睡不好，表现为：难以入睡，睡眠不深，睡后易醒，且早醒多梦，就像晚上没有睡觉一样。但奇怪的是，他白天照样干农活，并无乏力之感。当时，他曾在当地诊所治疗无效，症状一直无明显改善，时轻时重。两年前，王某的病又加重了，表现为醒后心悸，且常常满头大汗，也不思饮食。自患病以来，王某一直为失眠所烦恼，却苦于没有治疗办法。

√**心理解惑：**

失眠的心理纬度

失眠是一种常见的睡眠紊乱现象，几乎每个人都有过失眠的经历。随着社会的发展，生活节奏的加快，失眠症的发生率有明显上升趋势。失眠会造成无数生活中的麻烦。所以解决失眠问题已迫在眉睫。

专家归纳总结，目前有 6 类导致失眠的心理原因是为心理学界所公认的：

1. 怕失眠心理

许多失眠患者都有"失眠期特性焦虑"，晚上一上床就担心睡不着，或是尽力去让自己快入睡，结果适得其反。人的大脑皮层的高级神经活动有兴奋与抑制两个过程。白天时脑细胞处于兴奋状态。工作一天后，就需要休整，进入抑制状态而睡眠，待休整一夜后，又自然转为清醒。

2. 做梦有害心理

不少自称失眠的人，不能正确看待做梦，认为做梦是睡眠不佳的表现，对人体有害，甚至有人误认为多梦就是失眠。这些错误观念往往使人焦虑，担心入睡后会再做梦，这种"警戒"心理，往往影响睡眠质量。

3. 自责心理

有些人因为一次过失后，感到内疚自责，在脑子里重现过失事件，并懊悔自己当初没有妥善处理。白天由于事情多，自责懊悔情绪稍轻，到夜晚则"徘徊"在自责、懊悔的幻想与兴奋中，久久难眠。

4. 期待心理

是指人期待某人或某事而担心睡过头误事，因而常出现早醒。比如一位"三班倒"的网站管理员，由于上夜班（夜里12

点上班），常于晚上7点睡觉，因害怕迟到，睡得不踏实，常常只能睡上1～2小时，就被惊醒，久之便成了早醒患者。

5. 童年创伤心理的再现

有的人由于童年时受到丧失父母、恐吓、重罚等创伤而感到害怕，出现了害怕黑夜不能入睡的现象，随着年龄增长逐渐好转，但成年后，由于受到某种类似童年时期的创伤性刺激，就会使被压抑在潜意识里的童年创伤性心理反应再现，重演童年时期的失眠现象。

6. 手足无措心理

有的人受到突发事件刺激后，不能做出正确的反应，手足无措，不知如何是好，以致晚上睡觉时也瞻前顾后、左思右想，从而始终处于进退维谷、举棋不定的焦急兴奋状态。

∴心理调节：

进入梦乡的秘诀

大多数失眠是由心理因素引起的，只要能够自我调节心理活动，是可以克服的。有些失眠者，每到晚上就会不由自主地紧张起来，于是神经越紧张也就越无法入睡。对于这类失眠者来说，精神放松至关重要。

心理医生教给他们的方法与他们以往使用的方法大相径庭。

第一，在价值观上不要把睡眠看得非常重要。睡眠是让大脑和身体休息的最好方式，但体力劳动和锻炼也是让身心放松的另一最好方式，如果前一晚上没睡好，可以在早晨洗个热水澡，外出锻炼一下身体，精力一样充沛。而失眠患者往往认为睡眠是人生第一重要的事，整天想的就是怎样才能睡好觉，他不理解睡觉是为了保证健康，健康是为了工作，而工作并不是为了睡觉，也就是说：睡觉并不是人生的目标。

第二，睡眠也是人身体的自然反应，困了就想睡觉，不要人为地去控制它，越让自己别想了，自己就越发胡思乱想，停不下来，应该采取顺其自然的态度：想去吧，我今天不打算睡觉了！结果，当你不控制情绪和思维时，20分钟后自然而然地就会入睡了。对于害怕和焦虑情绪也是一样，有的人特别怕睡不着觉，有的总怕半夜醒来后难以入睡，越怕就越清醒，又对自己的害怕感到紧张，结果形成恶性循环。正常人也会由于各种原因半夜醒来，不同的是，正常人并没有害怕和排斥的想法，不反省和讨厌自己，完全接受自己的自然状态，这样才能放松。

第三，许多失眠者总觉得自己晚上觉没有睡够，一有时间就要补觉，白天睡得越多，晚上就越睡不着，而且也没有心思去参加业余爱好活动。正确的做法应该是多参加户外的体力活动，劳其筋骨才能放松心情，尤其是睡觉前不要让大脑处于兴奋思考状态，应做一些散步、爬楼梯、跳绳、洗衣服、拖地等简单枯燥乏味的体力活动，感到累了、困了再上床睡觉，然后以顺其自然的放松状态，进入睡眠。

29

颠覆其实只是快乐的痛苦 —— **逆反心理**

⊙案例故事：

青春期的异举

小红从小就聪明伶俐，很听爸妈的话，是一个人见人爱的好孩子。可近来小红变了，凡事总爱与父母顶嘴，自作主张，有时还偏要同父母"反其道而行之"。例如，小学毕业后，爸妈为她选择了就近的一所重点中学作为报考志愿，而她偏挑选了一所离家较远的中学，她不是喜欢路远，而是有意同爸妈抬杠；小红有鼻炎，父母为她买了滴鼻药水，她却有意把它扔了；父母问她考试成绩，她明明及格了，却偏说不及格；有一天气候突然变冷，小红的母亲特意给她送去衣服，她竟当着同学们的面把衣服扔在寝室的地上；她爸爸平时工作忙，一有机会就想跟她聊聊，她却把他拒之于千里之外。这令小红的父母十分焦急，不知如何是好。

小玲是一位性格开朗活泼，待人热情大方的学生。在校学习时，她喜欢向班上的学习委员小伟请教难题，来往比较密切，加上两家离得不远，上学放学常一块儿走。但是，他们之间的纯真友谊被小玲的父母认为不正常，因此经常暗中盯梢小玲他们。一次放学，小玲的自行车坏了，所以小伟就载着小玲回家，回到家门口的时候刚好碰到了小玲的母亲，还没等小玲下车，小玲的母亲就责骂她说："不要脸，当学生就谈恋爱。"小玲有口难辩，觉得无论如何解释也是没用，一气之下就说："你们硬说我们在谈恋爱，那我们就偏谈给你们看看！"结果，他们的友谊果真发展成了爱情，并私奔出走了。

√心理解惑：

逆反心理成因

逆反心理是指人们彼此之间为了维护自尊，面对对方的要求采取相反的态度和言行的一种心理状态。逆反心理在人的成长过程的不同阶段都可能发生，且有多种表现。如对正面宣传做不认同、不信任的反向思考；对先进人物、榜样无端怀疑，甚至根本否定；对不良倾向持认同情感，大喝其彩；对思想教育及守则遵纪则消极抑制、蔑视对抗，等等。

逆反心理并不是什么不可思议的东西。一般地说在以下三种情况下，容易诱发人的逆反心理的产生：

1. 强烈的好奇心

强烈的好奇心来源于人或事物的神秘感，尤其当某事物被禁止而又不加任何解释的情况下。浓厚的神秘色彩极易引起人们的猜疑、揣度、推测，以致不顾禁令地寻根究底或小做尝试。

普拉图诺夫在《趣味心理学》一书的前言中，提醒读者请勿先阅读第八章第五节的故事，大多数读者却采取了与告诫相反的态度。

2. 企图标新立异

具有逆反心理的人往往喜欢通过否定权威和标新立异在心理求得自我肯定的满足感，因此，他们往往表现得偏执，好表现自己，有意采取与其他人不同的态度和行为，以引起别人的注意。

3. 特异生活经历

比如，有的人多次失恋，便认为人世间没有真正的爱情；有的人一向循规蹈矩、与世无争，而偶然有一次受到了莫名其妙的冤枉，以至于性情大异，变得粗暴、多疑、怪僻。

这种在特定条件下，言行与当事人的主观愿望相反，产生了与常态性质相反的逆向反应，是逆反心理的典型表现。一旦这种心态构成了心理定式，就会对人的性格产生极大的影响，经常性地左右他的一举一动，成为他言行举止的一个基本特征。逆反心理是一种单值、单向、单元、固执偏激的思维习惯，它使人无法客观、准确地认识事物的本来面目而采取错误的方法和途径去解决所面临的问题。逆反心理经常地、反复地呈现，就构成一种狭隘的心理定式，无论何时何地都与常理背道而驰。表现形式上与富有创造性的行为颇有类似之处，因此某些逆反倾向严重的人也常对此津津乐道，或在心理上为自己的怪异行径寻求"科学"的根据。

◇ 逆反心理的表现 ◇

逆反心理是指人们彼此之间为了维护自尊，面对对方的要求采取相反的态度和言行的一种心理状态。逆反心理在人的成长过程的不同阶段都可能发生，且有多种表现。如：

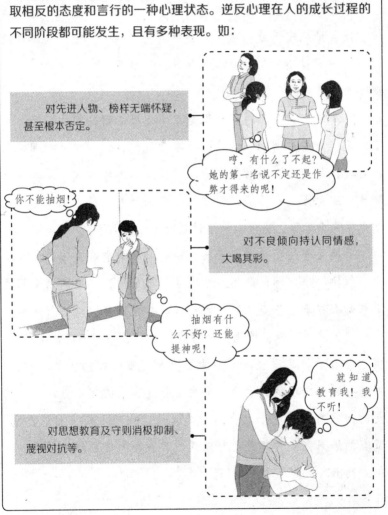

对先进人物、榜样无端怀疑，甚至根本否定。

哼，有什么了不起？她的第一名说不定还是作弊才得来的呢！

你不能抽烟！

对不良倾向持认同情感，大喝其彩。

抽烟有什么不好？还能提神呢！

对思想教育及守则消极抑制、蔑视对抗等。

就知道教育我！我不听！

∴**心理调节：**

如何告别逆反心理

逆反心理使人无法客观地、准确地认识事物的本来面目，而采取错误的方法和途径去解决所面临的问题。逆反心理经常地、反复地呈现，就构成一种狭隘的心理定式，无论何时何地都与常理背道而驰。逆反心理往往是孤陋寡闻、妄自尊大、偏激和头脑简单的产物。

提高文化素质、增长见识是克服逆反心理的根本道理。一个对生活有着广博知识的人，凭直觉就能认识到逆反心理的荒谬之处，从而采用一种更科学、更宽容的思维方式；广闻博见能使人避免固执和偏激，而逆反心理则使人在最终认识真理之前走了许多弯路，当他们醒悟过来时往往太迟了。

逆反心理往往是利用了人们缺乏对多渠道解决问题的想象力。解决一个实际问题用一个办法就已足够，但在问题未解决之前却存在着几乎是无限的可能性。当人们冷静地进行分析的时候就会发现，他们所强烈反对的意见固然并不一定就是真理，但"对着干"起码也使他们的思维和对方同样的狭隘。因此，对怀有逆反心理的人来说，努力培养起自己的想象力是十分必要的，它有助于一个人开阔思路，从偏执的习惯中超脱出来。宽容的思想方式和想象力可以通过自我不断的思维来获得，它能激发出人们的创造力。

30

残缺也是一种美 —— **追求完美心理**

⊙**案例故事：**

追求完美的可悲下场

业务经理顾君最近十分苦恼，原因是她脸上有两颗小黑痣。她曾经看过皮肤科，也做了激光消痣，可她老觉得没有做好，有空就照镜子，每当看到色素渐褪的小黑痣，不仅高兴不起来，反而感到这个缺陷越来越显眼。

几个月以来，她因为自己长相"丑陋"而不满、消沉，上街明显减少，也不敢抬头见人，为此影响了人际关系，业绩一降再降。近来，她食欲减退、失眠多梦、心情压抑、焦虑，于是只好去心理咨询诊所寻求解脱之法。

25岁的刘颖大学毕业，是公司职员。第一次恋爱还是在学校读书时，男友陈浩高大英俊、活力四射，对刘颖十分的呵护、体贴，但她容不得对方的一点点过失，有一次约好看电影，陈浩因为迟到了五分钟，她就认为是他不重视她，而不肯原谅他，最终选择了和对方分手。第二次恋爱的男友海波是一个公务员，特别爱好文学，因为欣赏他的文学才华和儒雅的外表，两人很快坠入爱河，最初的时光浪漫而又纯美，但是海波提出要结婚时，她却有些犹豫；因为一旦决定做妻子，就希望自己的伴侣不仅才华横溢，还要事业有成，物质条件充裕，但海波却是一个每月只能领两千元钱的小公务员，她无法想象婚后生活的清贫程度，于是不断地鼓励海波辞职经商，在她的软硬兼施下，江波无奈地辞职，加入了南下的淘金大军当中，但他的性格根本就不适合经商，一年下来，不但没有挣到钱，还贴进去了十几万，就这样，彼此的矛盾在相互指责和抱怨中越来越深，最后只好无奈地分手。

√心理解惑：

他为什么要追求完美

完美主义的人表面上很自负，内心深处却很自卑。因为他很少看到优点，总是关注缺点。如果总是不知足，很少肯定自己，自己就很少有机会获得信心，当然会自卑了。不知足就不快乐，痛苦就常常跟随着他，周围的人也会不快乐。学会欣赏别人和欣赏自己是很重要的，这是使人进一步实现下一个目标的基石。

缺陷和不足是人人都有的，但是作为独立的个体，你要相信，你有许多与众不同的甚至优于别人的地方，你要用自己特有的形象装点这个丰富多彩的世界。

很多人因为自己的缺陷和不足自怨自艾，从而丧失了自信，变得自卑。

人无完人，金无足赤。没有一个人是完美无瑕的，难道有缺点和不足就注定要悲哀，要默默无闻，无法成就大事吗？其实，只要你把"缺陷、不足"这块堵在心口上的石头放下来，别过分地去关注它，它也就不会成为你的障碍。假如能善于利用你那已无法改变的缺陷、不足，那么，你仍然是一个有价值的人。

不要因为不完美而恨自己。你有很多的朋友，他们没有一个是十全十美的。那些伪装完美、追求完美的人，其实正在拿自己一生的幸福开玩笑。

世界上一切完美都是有缺憾的，正视这一点，这是直面人生的开始。

∴心理调节：

世间没有完美的圆

如何从追求尽善尽美的诱惑中摆脱出来，心理学家认为：

1. 正确评估自己的潜能

既不要估得太高，更不必过于自卑。有一分热发一分光。你如果事事要求完美，这种心理本身就成为你做事的障碍。不要在自己的短处上去与人竞争，而是要在自己的长处上培养起自尊、自豪和工作的兴趣。

2. 重新认识"失败"和"瑕疵"

一次乃至多次的失败并不能说明一个人价值的大小。仔细想一下，如果从不经历失败，我们能真正认识生活的真谛吗？我们也许一无所知，沾沾自喜于愚蠢的无知中。因为成功仅仅只能坚定期望的信念，而失败则给了我们独一无二的宝贵经验。

人只有经受住失败的悲哀才能达到成功的巅峰，亡羊补牢，尤为未晚。更不必要为了一件事未做到尽善尽美的程度而自怨自艾。没有"瑕疵"的事物是不存在的，盲目地追求一个虚幻的境界只能是劳而无功。我们不妨问一问："我们真的能做到尽善尽美吗？"既然不行，我们就应该尽快放弃这种想法。

3.为自己确定一个短期的目标

寻找一件自己完全有能力做好的事，然后去把它做好。这样你的心情就会轻松自然，办事也会较有信心，感到自己更有创造力和更有成效。实际上，你不追求出类拔萃，而只是希望表现良好时，你会出乎意料地取得最佳的成绩。

目标切合实际的好处不仅于此，它还为你提供了一个新的起点，能使你循序渐进地摘取事业上的桂冠。同时你的生活也会因此而丰富起来，变得富有色彩，充满人情味，并不像你原来所想的那样暗淡。

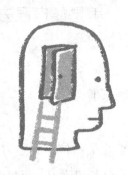

第五章

与抑郁和解，
收获内心宁静

31

美是靠自己去发现的 —— **体像障碍**

⊙**案例故事:**

小菲的痛苦

小菲是一位富有魅力的女生,但很长一段时间以来,她老抱怨自己长得太丑。

从很小的时候,她就相信自己很难看。她母亲说小菲从还是一个上幼儿园孩子时就"不断地照镜子"。她过分专注于她"弯曲的"耳朵、"难看的"眼睛、"粗糙的"皮肤、"硕大的"鼻子和面部"浓密的"汗毛。小菲说她醒着的时候都在想着自己的长相,她每天花 5 个小时照镜子检查自己的外表。她不断地把自己与他人比较,并且无法抑制地从母亲和男朋友那里寻求证实。她用手捂住脸,花几个小时不断地化妆、再化妆,过度的洗脸并且拔脸上的汗毛。小菲拒绝朋友和社会交往。开始时她从高中退学,后来又从大学退学。她长期以来都自暴自弃,并且曾两次试图自杀,因为她觉得"我太难看了,没有办法再活下去了"。

√**心理解惑：**

体像障碍心理揭示

我们有许多人专注于自己的外表，担心自己太胖或者太瘦，担心头发太少或者长在不该长的地方，担心我们的鼻子太大、耳朵太突出，等等。这种关注是正常的，特别是在青春期的时候。青春期孩子对自己的体像不满意，这种现象比较普遍。但如果这种不满意程度不断加深，就有可能变成病态，做出一些古怪的举动，令自己和亲人痛苦不堪。

最容易陷进障碍泥潭的人有以下几种：

1. 自卑的人。觉得在别的地方没法超越，希望通过完善自己来达到优势的人。

2. 受到心理打击后反弹，在婚姻不美满的女性中比较多见。

3. 为了取悦某一个人，特别是女孩为了男朋友减肥较多见。

4. 容易受社会风潮影响的人；追求完美、有强迫症个性的人。

5. 有精神分裂倾向的人。

体像障碍可以延伸到身体的各个方面，调查报告指出体像障碍的排位：

第一类是厌食，也叫作饮食障碍、减肥障碍。

第二类是对乳房、喉结、胡须、生殖器等部位的性体像障碍，男女各半。

第三类是整容障碍，反复整容、瘦脸、削骨，要求改变骨盆大小，觉得脚大等。

第四类是肤色障碍，老是觉得自己太黑或者太白。

◇ "相由心生" ◇

　　人的心理结构并没有多少差异，但是由于各自成长的环境不同，每个人的心理形成因素也就大不一样，人们之间的差异也就逐渐变得明显起来，甚至连相貌也会受到影响，比如：

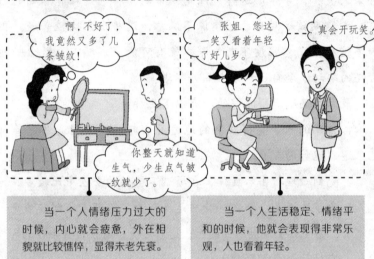

当一个人情绪压力过大的时候，内心就会疲惫，外在相貌就比较憔悴，显得未老先衰。	当一个人生活稳定、情绪平和的时候，他就会表现得非常乐观，人也看着年轻。

　　可见保持一颗乐观的心对人多么重要。因此，在日常生活中，我们应该多往乐观的方面想，尽量让自己保持积极的情绪。

∴ **心理调节：**

你也有与众不同的美

　　与强迫症的治疗方式一样，体像障碍的病人需要住院治疗，通过药物与心理疏导，一般需要 1 年以上的治疗周期。

32

兴奋还是抑郁 —— **双相障碍**

⊙**案例故事:**

老赵的奇怪遭遇

50岁的老赵是小学教师。间歇性兴奋,25年来话多与愁闷少语交替发作,因3个月来病情严重发作入院。25年前,老赵因与领导意见分歧,被撤销校长职务,随即精神失常,沉闷不语,唉声叹气,坐立不安。声称活着没意思,脑子迟钝无用,晨重暮轻。不愿见人、说话、出门。胃口大减,但不觉饥饿。家人以为是受处分后"闹情绪"。第二年春末夏初,他一反常态,情绪欢乐、话多。自己说"脑子特别好使,浑身有使不完的劲",见人就打招呼,说个没完,喜交朋友,穿新衣,骑新车,到处串门,深夜就寝,黎明即起。当年秋天情绪平复,一切如常。

6年后又无缘无故地发病,持续一年半后转为欢乐多话,次年又发愁少语,曾想"上吊"但是没有成功,一年后又正常。7年后因工资未调整而不快,多次自杀未遂,次年5月又恢复正常。再经过一年半又兴奋多话,自荐充当某报义务通讯员,彻夜不眠，创作诗歌。

此后曾三次入精神病院，锂盐治疗有效，停药又发病。近3个月未发，之后又发作频繁，还打骂妻女，第四次入院在选举休养员委员会时，自荐任主席，通过后就发号施令指挥病友，态度蛮横，当即被罢免。

√**心理解惑：**

双相障碍的心理因素

像这位男子躁狂与抑郁状态相互转化，交错出现混合存在的现象，称为双相障碍。双相障碍是以情感活动过分高涨或低落为基本症状的精神疾病，故又称情感性精神障碍。其临床特征为单相或双相发作性的躁狂状态或抑郁状态反复出现，两次发病之间有明显的间歇期。在间歇期精神状态可以完全正常，虽多次发病，精神活动并不发生衰退，一般预后较好。双相障碍患者的心理异常会表现为躁狂和抑郁两种状态。

躁狂状态的突出表现，首先是情绪高涨。这是一种强烈而持久的喜悦和兴奋。患者往往眉飞色舞，谈笑风生，洋溢着欢乐之情。由于患者的愉快情绪和他的整个行为相协调，因而具有感染力。但是，由于自制力减弱，对接触的事物往往做出过分的情绪反应，可以因一点小事不称心而勃然大怒，暴跳如雷。但随后很快又为原先愉快、高涨的情绪所代替。其次是思想奔逸。患者的思维快捷，联想迅速，说话口若悬河，滔滔不绝，但见解多肤浅片面，内容重复，自以为是。新概念不断涌现，话题常随环境变化而转移。再次是行为活动明显增多。患者天不亮就起床，开始他那极为忙碌的一天。或者不加考虑地去做一些不着边际的事情，但往往虎头蛇尾，有始无终，忙碌终日，无所事事。

抑郁状态的显著表现，首先是情绪低落。患者起初表现为疲乏无力，无精打采，失眠早醒，工作能力下降等；以后逐渐出现情绪消沉，忧郁、沮丧，一筹莫展；遇事消极，以往的"过失"和眼前的"不如意事"纷纷涌上心头，萦绕不去。其次，患者感到自己思想迟钝、脑子变笨。严重的抑郁情绪使他产生罪恶妄想、关系妄想和被害妄想等。此外，患者还会根据便秘、食欲不振和腹部不适等而自疑得了某种不治之症。再次，由于运动机能受到不同程度的抑制，比如，动作迟缓，卧床少动，衣着随便，不事梳洗，低头弯腰，双肩下垂，面无表情，嘴角下垂，双眉紧锁，目视地面，无言少动，可端坐半天而不变势。严重时还会呈现木僵状态。

躁狂抑郁症的病因目前尚不清楚。一般认为可能同患者的遗传、精神和躯体因素以及神经系统与代谢功能的平衡失调有关。

∴心理调节：

冲破双相障碍的深渊

对躁狂抑郁症的治疗主要进行药物治疗，抗躁狂药有锂盐，抗癫痫药卡马西平、丙戌酸盐等，但均有一定不良反应，需由专科医师处方应用。通常应根据患者的具体情况，区别处置。躁狂型的患者可采用安定剂进行药物治疗。抑郁型的患者则可在抗抑郁剂治疗的同时结合进行心理治疗。对于躁狂与抑郁两种症状并存的患者，则应合用安定剂和抗抑郁剂，可收到较好的效果。躁狂抑郁症的早期发现与识别，对本症的治疗有重要意义。

33

别让乌云遮住了阳光 —— **忧郁症**

⊙**案例故事:**

一位忧郁症患者的自述

从上个月开始,张阿姨的情绪突然一落千丈。原来她以为她的情绪变化跟儿子的生意不好有关。儿子一个多月前回来看她,向她诉说现在生意难做,而且还有一大笔款项已经一年多还没有收回。公司正面临困境,如果能收回这笔货款,对渡过目前的难关很有帮助。张阿姨心里也着实为他担心和着急。不久,心烦变成了忧郁。不管她是在做事情还是坐下来休息,忧郁便会莫名其妙地笼罩着她。近两周来,心情变得更坏,几乎整天都处于忧郁中。她觉得自己体验高兴的神经已经变得麻木了。儿子从外地回来看她,她只说了句"你回来了",心里却没有像以前那样感到喜悦。就连小孙子跑到她跟前,亲热地叫"奶奶,奶奶",她也体验不到平时那种喜悦。然而,感受痛苦的神经却变得特别敏感,而且特别容易联想,几乎对任何事情都联想到痛苦,即使是能让大家都感到高兴的事情,她也联想到痛苦。几周前儿子带她去九寨沟玩了一趟,看着他们开心的样子张阿姨一点也高兴不起来，想到以后她死就不能再跟他们出来玩了，就泪流满面。她很容易同情别人：见别人流泪，她也流泪。她会很容易嫉妒别人：看见别人快乐她反而会更难受，甚至感到痛苦。她有时觉得奇怪：同一件事情，别人为什么能获得那么多快乐，而她体验到的只有难受和痛苦？

√心理解惑：

忧郁症心理成因

张阿姨所患的是一种"贵族病"——忧郁症。

忧郁症是指患者抑郁发作时有忧郁特征的一类重性抑郁症。

所谓忧郁特别是指患者对所有活动完全或几乎失去兴趣，并且缺乏情绪体验，即对于令正常人感到兴奋或高兴的事件患者没有任何高兴的体验，有时甚至有悲伤的体验；此外还有"晨重夜轻"、早醒、明显厌食或体重下降、过分自责、自罪等特点。

忧郁症属于严重重性抑郁症，不但抑郁症状数目多，而且严重。心境低落严重，对所有活动完全或几乎完全失去兴趣或乐趣，而且性质特殊，也缺乏情绪反应性。抑郁的性质特殊是指患者的抑郁情绪不同于亲人死亡后居丧时或非忧郁发作时体验到的悲伤。如果只是描述更严重、持续时间更长或没有原因，则不属于抑郁性质特殊。情绪缺乏反应性是指患者在遇到喜事或者十分喜欢的事情时抑郁心境无好转，甚至暂时改善也没有。

如果患者的情绪仅部分变好，即为正常的 20% ~40%，只维持几分钟，可认为是情绪缺乏反应性。忧郁症患者几乎都有精神运动性变化，表现为明显的迟钝或激越，由于表现过分明显，所以容易被他人发现。忧郁症患者在发病前人格多为正常，忧郁症的发病一般没有促发因素。忧郁症患者对安慰剂多无反应，而抗抑郁药和电休克治疗多有效。这些患者可能有更多的实验室异常，如血皮质醇水平升高、地塞米松抑制试验阳性、眼快动睡眠潜伏期缩短、色胺酸激发试验异常等。

∴心理调节：

摆脱忧郁症

忧郁症是一种重性抑郁症，与抑郁症的治疗相类似。临床上推荐帕罗西汀或文拉法辛作为一线治疗。如无效，改用 TCA 或吗氯贝胺。西太普兰和氟西汀作为三线治疗。此外，电休克治疗可以用来治疗那些自杀意念比较重的忧郁症患者。

34

抑郁的产妇 —— **产后抑郁症**

⊙**案例故事：**

生下女儿之后的她怎么了

林丹生在一个富裕的家庭，她一生最大的愿望就是做一个好妻子和好母亲，她一直想要一个女儿，女儿就是林丹毕生的期盼，可学业、事业都顺利的林丹唯独这个毕生的期盼迟迟不能实现，这令她痛苦不堪。

她 27 岁那年结了婚，婚后 5 年，她都没有怀孕，去医院看过多次，也吃了很多药，但无济于事。好在林丹的丈夫李凯比较通情达理，他安慰林丹想开些。无奈之下林丹只好接受了这个现实，可就在此时，她却怀孕了。

怀孕后，林丹表现得更加有条不紊。她在纸上写下了一件件要和未来孩子一起做的事情。林丹在产房苦熬了 8 个小时终于如愿以偿地生下了女儿。女儿的洗礼仪式上，林丹坚持不要朋友们送礼物，而要他们每人送她一条如何当好母亲的建议。

两天后，李凯和林丹带着女儿回到了位于湖边的别墅。一周后，她的大学好友打电话问候她，却意外地听到了她闷闷不乐的声音。林丹告诉她，"我还行，只是觉得很累。"接下来，林丹用近似耳语的声音说，"我现在才知道，我并不喜欢这样。"好友问道，"你不喜欢怎样？"林丹回答："不喜欢做母亲。"

产后的林丹，在一本爸爸送给她的褐色日记本上这样叙述了自己的感受，"一天，我醒过来，在房间里到处走动，感到疲劳。感到有人重重地敲打我的头部，我顿时心烦意乱。我的整个生活都被改变了……"

产后没多久，李凯常常发现，深更半夜林丹坐在床边，而他们的女儿正在熟睡。还有一次，林丹和女儿在沙发上睡觉，女儿滑下来了，放声大哭，李凯听到后，赶紧过去哄她，而林丹却坐在一边发呆，一副漠不关心的样子。其实，此时的林丹已患上了产后抑郁症，她感到疲劳、心烦意乱、头昏脑涨，并且对自己的女儿漠不关心，这些都是产后抑郁症患者的典型表现。

√心理解惑：

产后抑郁症的心理解析

"产后抑郁症"是指妇女在产后4周之内发生的抑郁发作，还有的发生躁狂、轻躁狂或混合发作，它们都是产后心境障碍的一种。对于我们来说，"产后抑郁症"并不陌生。据调查，有10%～15%的初产妇会得产后抑郁症，其中1%的患者抑郁症状比较严重。一般认为，引发产后抑郁症的危险因素可能是：以前有产后抑郁发作或有心境障碍或其他精神障碍史，妊娠期有抑郁症状，有抑郁症家族史，缺乏社交支持，慢性心理因素，经济状态不佳，以及家人如丈夫或婆婆的冷言冷语。产妇一旦有产后抑郁发作，以后复发的危险为 30% ~ 50%。有双相障碍家族史的产妇发生产后抑郁发作的危险大大增加。

典型的产后抑郁症的症状类似于重型抑郁症，主要表现焦虑和抑郁心境，疲劳、睡眠障碍、食欲异常、记忆力下降、注意力不集中，感到内疚、羞愧、愤怒，没有能力或无望感，存在自杀想法或自杀行为，有时出现强迫观念或行为，怕出门，对自己、小孩及伴侣过分关心，怕发生不幸事件等。

产后抑郁症产生的原因是很多患者认为生小孩后自己应该高兴，但实际又不高兴，为此感到抑郁，因此，患者为自己的抑郁感到有罪。患者不愿意向别人谈及自己的症状和对小孩的消极情感。有些患者有杀婴行为，杀婴常与精神病发作有关，或者受幻觉的命令杀死婴儿，或者认为由于婴儿魔鬼附体而杀死婴儿。有些重性抑郁症患者抑郁心境较重，经常自罪自责，甚至有强烈的自杀企图，林丹就是典型的重要性抑郁症患者。患有重性产后抑郁症的患者可能会有杀婴行为。

通常而言，产后抑郁症是指妇女单方面的问题，但也有不少研究显示，产后抑郁症正在不断扩散到男性身上。

∴**心理调节：**

孩子是幸福的源泉

对于产后抑郁症，有很多治疗手段，一旦确诊为产后抑郁症，一般有许多的治疗选择，最先考虑的是参加产后母亲的支持群体，通过群体内的活动、相互间的沟通和医务人员的诱导帮助，许多人都可以从产后抑郁的状态中解脱出来。由有经验的医务工作者和来自家庭方面的情感支持，来共同实行产后母亲的生理和精神方面的康复工作，这其中重要的是恢复她照顾婴儿的能力，并让她学会从幼小的新生命中找到欢乐。

此外，荷尔蒙治疗也有一定的疗效，尤其是在那些产后需要增加雌激素、孕激素和甲状腺素的女性。三环类抗抑郁药有时也会用于产后抑郁母亲，因为研究发现这些药物不会出现在乳汁中，所以一般认为将它们用于哺乳的母亲是相对安全的。

专家指出，除了药物治疗之外，情感支持格外重要。因为患者有强烈的无助感，所以亲人、朋友的关怀和体贴是必需的，同时患者自己也应主动对亲人、朋友敞开心扉，向他们诉说自己的痛苦，以得到感情上的支持。有相似经历的康复患者的帮助对于病人的康复极为重要。

35

翻越生命的低谷 —— **更年期抑郁症**

⊙**案例故事：**

林阿姨的心理低谷

林阿姨因为单位倒闭一度赋闲在家，最近通过培训被一家超市录用。对于来之不易的工作，林阿姨非常珍惜。"起早摸黑，一丝不苟"是她暗暗立下的誓言。然而最近一段时间她老是觉得自己很没有"用"，擦洗商品表面灰尘，好几次将商品的标签搞坏；在给顾客找零钱时，不是多了，就是少了，从而引起顾客不满；有时明明知道要好好回答别人的询问，但话一出口，就是硬硬的，结果搞得大家很不开心，事后自己也很后悔。有时又莫名地焦虑不安、恐惧、噩梦连连。

为了改变这种状况，林阿姨听从了小姐妹的建议，"更年期没什么大不了，最多吃些保健品就万事大吉了。"于是，林阿姨在电视、广播、报纸新闻媒体的"帮助"下，不时地服用各种保健品。也许个体差异、也可能不对路，反正说明书上的效果，在林阿姨身上一点也体现不出来。更使人气恼的是，明明是"更心"的保健品，不但更不了心，反而使林阿姨的情绪陷入了低谷。一阵阵的悲凉感时常莫名其妙地席卷她的心头，感到活得很累的念头始终难以排遣，兴趣越来越差，干什么都好似秋天的茄子，耷拉着脑袋提不起精神。

√心理解惑：

更年期抑郁症解惑

更年期抑郁症是一种发生在更年期的常见精神障碍。更年期抑郁症患者常有某些躯体或精神因素作为诱因，常常发生生理和心理方面的改变。生理功能方面的变化多以消化系统、心血管系统和自主神经系统的临床症状为主要表现：食欲减退、上腹部不适、口干、便秘、腹泻、心悸、血压改变、脉搏增快或减慢、胸闷、四肢麻木、发冷、发热、性欲减退、月经变化以及睡眠障碍、眩晕、乏力等。生理方面变化常在精神症状之前出现，往往随着病情发展而加重，经过治疗后躯体症状消失得也比精神症状早。

有更年期抑郁症的人，平时表现为焦虑、忧郁，会无故紧张不安、忧心忡忡，手足无措，惶惶不可终日，或者情绪低落，郁郁寡欢、自责自卑，消极厌世，甚至出现自杀言行，有的人会无端怀疑自己生了癌症、冠心病，有的人感觉自己只剩下躯壳而无灵魂，也有人会觉得自己囊空如洗，身无分文等，由于这些精神症状的影响，使病人正常的生活和工作能力遭受破坏。严重时病人会发生自伤、自杀行为，自杀除了服毒、自缢、跳楼、跳井等方式外，还往往采取一些意想不到的自伤、自杀方式。

∴ **心理调节：**

翻越生命的低谷

得了更年期抑郁症后，必须认真地给予治疗，对更年期抑郁症状较轻的妇女，经过心理治疗及雌激素替代治疗，能明显改善抑郁症状，雌激素可减轻自主神经功能失调，改善大脑功能，防止泌尿生殖道萎缩，有利于和谐的性生活，长期使用可预防骨质疏松。对较严重的患者，单用雌激素补充治疗还不够，应在精神科医生的指导下加服抗抑郁的药物。常用的抗抑郁药物有阿米替林、多虑平、马普替林、百忧解、米安舍林、氯硝西泮、艾司唑仑、罗拉、黛安神等。可同时用更年安、安雄等药物调节内分泌和自主神经系统功能。伴有焦虑的病人还需加服抗焦虑药物，如佳静安定、舒平等，但要注意药物成瘾。

此外，更年期抑郁症患者的家庭成员应该对疾病有所认识，注意从心理上理解患者，同情患者，注意关心保护支持患者尽快恢复健康，对疾病的严重性有充分的估计，对一切可能发生的意外情况采取有效的预防措施。

总之，若处于更年期的年龄阶段，感到对什么都不感兴趣，情绪低落、沮丧，整日紧张焦虑或怀疑自己患了不治之症，有时候常有这样那样的痛苦，可是又查不出具体疾病，提示可能患了更年期抑郁症。在这种情况下应到专科医院就诊，及早进行有效治疗。

第六章

走出人生困顿，
活出自洽人生

36

走出自我的樊篱 —— 社交恐惧症

⊙**案例故事：**

"神经病"欧颖

欧颖今年二十二岁，正处于年轻的季节里，但他感到自己的心理不健康已经有五年了。用他自己的话来说，"快乐的人生，美好的生活，对我好像只是一种传说。"

欧颖在上小学的时候，父母离了婚，而他判给了父亲。也许对于父母来说，离婚是一种对不幸生活的解脱，又给了他们各自以新的生活希望，然而对幼小的孩子来说，则是对其心灵的一记重击。原来好好的家庭，现在一下子破散了，再也不能像别的孩子那样，有着双全的父母。而在孩子们的世界里，一向是对这类事敏感好奇，他们用异样的眼光在看欧颖，还在远处指指点点，好像欧颖是个什么怪物。欧颖呢，头也因此而重重地低了下去。这件事恐怕就是奠定日后欧颖心理障碍的一个基础。反正从此以后，欧颖变得很自卑，不爱说也不爱笑了。等到他上了高中，又一件事情加重了他的自卑感。

原来学校离家较远，爸爸让他骑车上学。然而问题就出在了这个"车"上，欧颖从爸爸手里接过来的是一辆破车，骑起来"叮叮当当"乱响，一副要散架的样子。欧颖从小穿的都是些破旧衣服，总感到自己太寒酸，不如别人。现在上了高中，特别重视别人的看法尤其是异性对自己的看法。因此一辆破车在他爸爸眼里不过是一个上学的交通工具而已，可在他的眼里，这等同于自己的形象，他觉得骑在这辆破车上，自己也就会和破车一样被人瞧不起。青少年是进行自我认识、自我评价的初始期，但是他们的自我认识往往不客观、不全面、不辩证、不准确、不稳定。比如他们认识自己不能从自己的能力、性格、知识水平、品德等主要方面去看待自己，而是爱从别人说了自己一句什么，自己穿得怎么样，自己是否能说会道等肤浅、片面的方面去评价自己，于是不免陷入了自我认识的误区。特别是像欧颖这样原来自尊心就很脆弱的人，那么稍稍有点不良的刺激（很多时候甚至还不算是不良刺激），即出现与其自尊心有关联的事，则会马上起其自卑的"过敏反应"。

要是欧颖就这么骑着这辆破车，也许除了继续自卑压抑以外，还暂时不会发生什么。然而"不幸"的是有一天，他从他爸爸那里换到了一辆新车。欧颖自己说："就在旧车换成新车的同时，不健康的心理疾患染指了我。"在上学的路上，欧颖骑着新车，心情无比的激动与高兴。然而，也许是他不高兴已经习惯了，也许是他认为自己不该为这点小事而喜形于色，于是他觉得自己很不自然，马上暗暗地告诫自己不要太高兴了，这只不过是一辆新自行车。但是，他越控制自己不笑，要"显得正常些"，他就越显得不自然。从这以后，欧颖一上街就会不自然地笑，神色紧紧张张，总认为别人在盯着他，但又怕去看别人的目光，全部思想意识都集中在自己身上，就好像自己是在赤裸裸地上街，恨不得钻进地缝里去。过后总是想下次上街他该如何，但是越是这样想他越是慌张。

一次邻居看到他走来，便对别人说："你看，神经病来了。"从此他在许多方面都不正常起来，上学骑车，踩得飞快，像是要逃避所有的人。上课时，爱用双手遮住脸，生怕别人看见自己后自己会感到不自然。放学后总要拖到天色很黑才敢回家。他不敢独自上街买东西，不敢理发，更不敢穿T恤衫等惹眼的衣服。

√ **心理解惑：**

社交恐惧症的心理成因

什么是社交恐惧症？

社交恐惧症患者害怕的对象主要是社交场合和人际接触，他们在公共场合把注意力过于放在周围的环境上，对外界的刺激非常敏感，总觉得别人对自己的一言一行非常关注，总担心自己会出现错误而被别人嘲笑，总处于一种莫名的心理压力之下。社交恐惧症常常会导致口吃、植物性神经功能紊乱甚至兴奋性晕厥等并发症，影响人们的正常生活和工作状态。

◇ 人际交往中的定式效应 ◇

在人际交往中，定式效应常使人对他人的认知固定化。比如：

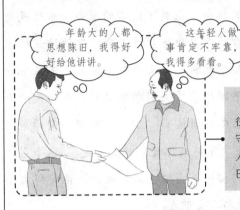

与老年人交往，我们往往会认为他们思想僵化、墨守成规、过时落伍；与年轻人交往，又会认为他们"嘴巴无毛，办事不牢"。

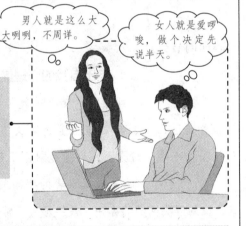

与男性交往，往往会觉得他们粗手粗脚、大大咧咧；与女性交往，则会觉得她们优柔寡断、没有魄力。

　　知道了定式效应的负面影响，我们就应该注意克服，看待别人要"与时俱进"，要有"士别三日，当刮目相看"的态度。

患社交恐惧症产生的原因是什么?

经专家研究表明,"社交恐惧"这种不正常的心理状态与人在童年时期的某个行为印痕有直接的关系。例如,有一个人小时候曾经得到一次演讲的机会,他做了精心的准备,希望风光一把。可没想到,他上台时竟把原先背得滚瓜烂熟的演讲词忘得一干二净了,这使他尴尬之极。从那以后,他变得不敢当众讲话了。有一个男孩,平时很喜欢去同学家里玩,有一天他无意中听到那位同学的母亲在教训孩子:"别让你的那个同学老到家里来玩,烦死人了,下次他再来你赶紧打发他走。"这个男孩悄悄地缩回了已经踏入门槛的一条腿,从此之后,他变得害怕与人接触和交往,更不敢与人交朋友。

∴心理调节:

走出自我的心理樊篱

先找出具体的刺激源,接下来就是进行"心理认知"治疗。让患者通过回忆、与心理医生交谈及催眠治疗等方式,找出引发心理障碍的确切原因,再据此对症下药,进行"行为治疗"。

"行为治疗"就是根据患者的病因教会其采用相应的心理对策,找到解决问题的办法,最终形成正常的社交思维习惯和模式。

常用的治疗方法有以下几种:

1.注意力集中法

在社交场合,不必过度关注自己给别人留下的印象,要知道自己不过是个小人物，不会引起人们的过分关注，正确的做法是学会把注意力放在自己要做的事情上才对。

2. 兜头一问法

当心里过于紧张或焦虑时，不妨兜头一问：再坏又能坏到哪里去？最终我又能失去些什么？最糟糕的结果又会是怎样？大不了是再回到原起点，有什么了不起！想通了这些，一切就会变得容易起来了。

3. 钟摆法

为了战胜恐惧，心里不妨这样想：钟摆要摆向这一边，必须先往另一边使劲。我脸红大不了红得像块红布；我心跳有什么了不起，我还想跳得比摇滚乐鼓点还快呢！结果呢，人们会发现实际情况远没有原先想象得那么严重，于是注意力就被转移到正题上了。

4. 系统脱敏法

如果面对自己爱恋的女孩子，可用循序渐进的方法克服心理障碍。一：先下决心看她的衣服；二：看她的脸蛋儿和眼睛；三：向她笑一笑；四：当有朋友在身边时主动与她说话；五：有勇气单独与她接触。这种避免直接碰撞敏感中心的方法使一个原本看来很困难的社交行为变得容易起来，这种方法对轻度社交恐惧症一般有立竿见影的效果。

37

开辟人生的后花园 —— **告别恐婚症**

⊙**案例故事：**

新娘在害怕什么

热闹的婚礼宴席上，新郎突然发现新娘不见了！

新娘的母亲是在饭店的卫生间里找到女儿的。身披雪白婚纱的新娘正坐在马桶上哭。母亲吓坏了，在她的反复追问下，新娘终于说出了缺席的原因：自己对婚姻有一种莫名其妙的恐惧，一想到自己从此以后要和一个曾经毫不相干的人共同生活，一起吃饭、睡觉、生孩子，天哪，简直让人不能忍受！而且，她害怕婚后的他"原形毕露"，不再是婚前的他。母亲听了女儿的话，给她讲了一个故事：

一天，一个少妇去地窖取酒，上楼梯时不小心摔了一跤，摔碎了酒瓶，扎破了手。她忽然想到，倘若将来自己的孩子去地窖取酒时也摔了一跤并扎破了手，多可怕啊！想到这里她伤心地哭了起来。她婆婆闻声赶来，一听说将来自己的孙子可能受伤，也哭了起来。随后来的奶奶也听说了"将来的不幸"，于是三个人哭成一团。

◇新婚心理失落感调适 ◇

热恋与婚姻是有很大差别的，一下子从无忧无虑的浪漫跌进了琐碎、操劳的现实生活，许多新婚夫妻，尤其是妻子，产生了心理失落感。

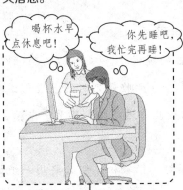

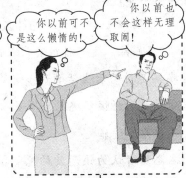

结婚后男方将很大的精力放在了工作与事业上，自然不像婚前那么殷勤了。

另外，恋爱时双方都注意给对方以良好的印象，而婚后，双方各自的弱点逐渐暴露出来，也容易出现感情的摩擦，引起心理失落。

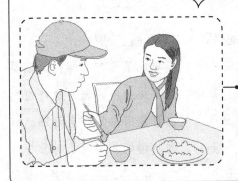

解决这个问题，最关键的是双方要互相理解和体贴，不要强迫对方按照自己的意愿行事，并努力达成激情与琐碎生活的平衡。

母亲问女儿:"你觉得这个故事可笑吗?"

女儿点了点头,笑了。她擦干眼泪,随母亲回到了婚礼宴席上,像什么事也没发生过一样。

√心理解惑:

为什么会恐婚

"恐婚症"是一种很有代表性的现代社会心理疾病。这种心理疾病是对婚后生活的过多考虑,在面临婚姻时的表现形式就是对结婚的恐惧和逃避,很多人因此推迟结婚,甚至宁愿独身,也不愿意"受罪"。

恐婚者认为谈恋爱的感觉挺好,很轻松,何必要用一纸证书把两个人绑在一起呢?日子久了,总会有彼此厌倦的时候,何必束缚别人、束缚自己?因此他们始终对婚姻持观望态度,不肯把幸福的赌注押在未来的配偶身上。

∴心理调节:

勇敢地接受人生的幸福

心理医生提醒害怕结婚的人们不要忘了那句老话:婚姻是一双鞋,合不合适只有自己知道。如果你拒绝穿鞋,也许避免了因为鞋子不合脚而磨出血泡,但也可能因赤足行走而踩到钉子上,到那个时候,你或许会意识到,婚姻其实也是对爱情的一种保护。幸福的婚姻生活是治疗"恐婚症"的最佳方法。

38

顺从你内心的力量 —— **强迫型人格**

⊙**案例故事：**

秦某的心病

秦某自幼生长于北京市城区的一个普通工人家庭，弟兄两人，有一个小弟弟，小他 7 岁。父母的脾气均比较暴躁，经常争吵，对秦某经常责骂。在患者 5 岁的时候，有一天中午，秦某独自拉着一个儿童玩具车，在院子里玩得正高兴，突然睡午觉的父亲冲了出来，一脚就把玩具车踩碎了，并大声呵斥他。秦某不记得后来的情况，只记得当时自己被吓呆了，甚至没有哭出来！患者后来经常以此事为例向别人抱怨父亲对自己很不好。

在以后的生活中，路过"脏"东西时，秦某时常会担心"刚才碰到了它们"。

在单位上班时，在操作前要花费几分钟的时间先认定所要关的电闸，在关完电闸之后仍不放心，要反复检查多次，确信自己没有关错之后方可继续做其他的工作，以致工作效率低下。

有一次，在银行进行储蓄时，秦某忽然出现了一个念头

"要是把银行抢了，就能有很多的钱"。秦某被这个念头吓了一跳，匆忙离开了银行。之后他感到非常不安。在严重时，只要看到银行都会感到紧张。另外，他还经常担心自己会一时冲动而做出摸异性乳房或臀部的行为。

秦某一直生活在苦恼之中。

√心理解惑：

强迫的力量来自哪里

故事中的秦某是一位典型的强迫症患者。

强迫症又称强迫性神经症，是病人反复出现的明知是毫无意义的、不必要的，但主观上又无法摆脱的观念、意向的行为。其表现多种多样，如，反复检查门是否关好，锁是否锁好；常怀疑被污染，反复洗手；反复回忆或思考一些不必要的问题；出现不可控制的对立思维，担心由于自己不慎使亲人遭受飞来横祸；对已做妥的事，缺乏应有的满足感……

强迫型人格障碍是一种较常见的人格障碍，据调查，这类型人格的人数占心理障碍总人数的 5%。

《中国精神疾病分类方案与诊断标准》（CCMD-2-R）中将强迫型人格障碍的症状表现描述为：

1. 做任何事情都要求完美无缺、按部就班、有条不紊，因而有时反会影响工作的效率。

2. 不合理地坚持别人也要严格地按照他的方式做事，否则心里很不痛快，对别人做事很不放心。

3. 犹豫不决，常推迟或避免做出决定。

4. 常有不安全感，穷思竭虑，反复考虑计划是否得当，反复核对检查，唯恐疏忽和差错。

5. 拘泥细节，甚至生活小节也要"程序化"，不遵照一定的规矩就感到不安或要重做。

6. 完成一件工作之后常缺乏愉快和满足的体验，容易悔恨和内疚。

7. 对自己要求严格，过分沉溺于职责义务与道德规范，无业余爱好，谨慎寡啬，缺少友谊往来。

心理社会因素也是引起强迫症的重要原因，尤其对于正处于发育期的青少年来说，这一因素体现得更为明显。这一时期的青少年生理发育迅速，在与竞争激烈的社会交往中出现不适应现象时，可引起强迫症状的产生。工作紧张、家庭不和睦及夫妻生活不尽如人意等可使患者长期紧张不安，最后诱发强迫症的出现，症状的内容与患者面临的心理社会因素的内容有一定的联系。意外事故、家人死亡及受到重大打击等也使患者焦虑不安、紧张、恐惧，诱发强迫症的产生，症状的表现形式与精神创伤有直接的联系。

但是这并不说明"强迫症"无药可救，心理专家提示治疗该症的关键在于患者要勇敢理智地面对它、战胜它。在日常的生活中，患者不妨深层解剖自己，从起因入手，采取听其自然、凡事不追求完美、多参加集体活动等方法来适时宣泄心中的紧张和焦虑心情，想办法转移自己的注意力。

∴心理调节：

解开心灵的死结

对于强迫型人格障碍，可以在日常生活中进行自我矫正。

由于强迫型人格的主要特征是把冲突理智化，过分压抑和控制自己。他们常常觉得做的事情不够好，所以往往反复地重复某项工作，以达到自己的要求，有很强烈的不完美感。还有的患者内心有强烈的不安全感。怕肮脏、怕疾病等都是因为这些让他们感觉很不安全，这种表现往往是内心深处严重的不安全感的表现。

要明白同样情况下心理正常的人是没有这种感觉的，因此强迫型人格障碍的纠正主要依靠减轻和放松精神压力，最有效的方式是任何事听其自然，不要对做过的事进行评价，要学会自己调整心态，增强自信，减少不确定的感觉。比如，担心门没有关好，就让它没关好；课桌上的东西没有收拾干净，就让它不干净；字写得别扭，也由它去，与自己无任何关系。开始时可能会由此带来焦虑的情绪反应，但由于患者的强迫行为还远没有达到强迫症的无法自控的程度，内心的不完美感和不安全感还没有达到极致，所以经过一段时间的训练和自己意志的努力，会逐步建立自信，强迫的症状是会消除的。

39

勇于爬出自己的外壳 —— 回避型人格

⊙**案例故事:**

心理医生与一位回避型人格者的对话

林辉的智商并不低，他兴趣广趣，思维敏捷，然而2000年高考时，他却名落孙山。后来林辉去了南方，在深圳一家电脑公司做营销工作。营销工作虽然辛苦，但收入颇丰。林辉的工作也很出色，业绩好，多次受到老总的嘉奖，很快就把他提升为营销主管。一年后，公司招进了三名大学本科生，其中一人做了他的助手。

有一名大学生做他的助手，本来可以使他的事业如虎添翼。然而林辉却陷入了自身的泥淖。他变成了另外一个人：情绪低落，不爱讲话；工作劲头大打折扣。

四个月后，老总看到他的业务成绩下降，便撤了他的营销主管的职务，并让林辉的助手来接替他。这以后，林辉的情况更为恶化，他不与任何人说话，看到人总是低着头，当别人主动与他接近时，他总是有意回避。

有一次，公司举办客户歌咏会。原则上，所有的人都要参加。但唯有林辉一个人没有报名参加。公司领导动员他参加，他也就和大家一块参加排练了，但正式演出时，他却一个人不知跑到哪里去了。

后来，在大家的劝导下，林辉去一家心理治疗所进行心理咨询。

下面是心理医生与林辉的对话：

心理医生："单位说你原来不是这样的，你怎么会突然变成了一个沉默寡言的人呢？"

林辉："我不想说话。"

心理医生："为什么不想说呢？同事们对你不好？"

林辉："没有。同事们对我挺好。"

心理医生："你从前的那个大学生助手对你不好？"

林辉："不，不……是。"

心理医生："那你心里有什么事憋着，通不过，所以你才会这样的，是不是？"

林辉："我觉得我心里是有事，但我不知道是什么事？"

心理医生："你的大学生助手对你不错，可你不喜欢他？"

林辉："我觉得我跟他不一样。原来我觉得我与大家都是一样的，现在不是了。"

心理医生："有什么不一样？不是干一样的工作吗？那个大学生的薪水未必有你高呢？"

林辉："我觉得所有的人都排斥我。"

心理医生："事实上不是这样的，他们对你不错，老总经常表扬你。"

林辉："以后他再表扬我，我总觉得他只是说说而已，他并不是真的欣赏我。"

心理医生："为什么这么说？"

林辉："我没有文凭，他们不会真正看好我。"

心理医生："我明白了，你其实心底总有一种痛，因为你的人生并不顺利，你没有考上大学。这个结在你心底早就有了，当你习惯性遗忘时，你会忽略；而一旦有条件反射时，他就会想起来，使你非常不安。你想回避所有的人和事，甚至想回避这个世界。"

林辉："我甚至连电话都不愿意接。我觉得自己是世界上最卑微的人，没有人会关爱我，包括我的恋人。我只能回避一切。"

心理医生："当你想回避一切的时候，会出现什么样的一种情况？"

林辉："我老是出错。什么事都做不好。"

√心理解惑：

回避者内心世界

林辉的症状在心理学上被称为回避型人格。

回避型人格形成的主要原因是自卑心理。心理学家认为，自卑感起源于人的幼年时期，由于无能而产生的不胜任和痛苦的感觉，也包括一个人由于生理缺陷或某些心理缺陷（如智力、记忆力、性格等）而产生的轻视自己、认为自己在某些方面不如他人的心理。具体说来，自卑感的产生有以下几方面原因：

1. 自我认识不足，过低估计自己

每个人总是以他人为镜来认识自己，如果他人对自己做了较低的评价，特别是较有权威的人的评价，就会影响对自己的认识，从而低估自己。有人发现，性格较内向的人，多愿意接受别人的低评价而不愿接受别人的高评价；在与他人比较的过程中，也喜欢拿自己的短处与他人的长处比，这样越比越泄气，越比越自卑。

2. 消极的自我暗示抑制了自信心

当每个人面临一种新局面时，首先都会自我衡量是否有能力应付。有的人会因为自我认识不足，常觉得"我不行"，由于事先有这样一种消极的自我暗示，就会抑制自信心，增加紧张，产生心理负担，工作效果必然不佳。这种结果又会形成一种消极的反馈作用，影响到以后的行为，这样恶性循环，使自卑感进一步加重。

3. 挫折的影响

有的人由于神经过程的感受性高而耐受性低，轻微的挫折就会给他们以沉重的打击，变得消极悲观而自卑。

此外，生理缺陷、性别、出身、经济条件、政治地位、工作单位等都有可能是自卑心理产生的原因。这种自卑感得不到妥善消除，久而久之就成了人格的一部分，造成行为的退缩和遇事回避的态度，形成回避型人格障碍。

∴ **心理调节：**

摒弃回避的束缚

对这类人格障碍的治疗，心理医生建议可以从以下几方面着手。

1.消除自卑感

（1）要正确认识自己，提高自我评价。形成自卑感的最主要原因是不能正确认识和对待自己，因此要消除自卑心理，须从改变认识入手。要善于发现自己的长处，肯定自己的成绩，不要把别人看得十全十美，把自己看得一无是处，认识到他人也会有不足之处。只有提高自我评价，才能提高自信心，克服自卑感。

（2）要正确认识自卑感的利与弊，提高克服自卑感的自信心。有的人把自卑心理看作是一种有弊无利的不治之症，因而感到悲观绝望，这是一种不正确的认识，它不仅不利于自卑心理的消除，反而会使其加重。心理学家认为，自卑的人不仅要正确认识自己各方面的特长，而且要正确看待自己的自卑心理。自卑的人往往都很谦虚，善于体谅人，不会与人争名夺利，安分随和，善于思考，做事谨慎，一般人都较相信他们，并乐于与他们相处。指出自卑者的这些优点，不是要他们保持自卑，而是要使他们明白，自卑感也有其有利的一面，不要因自卑感而绝望，认识这些优点可以增强生活的信心，为消除自卑感奠定心理基础。

（3）要进行积极的自我暗示，自我鼓励，相信事在人为。当面临某种情况感到自信心不足时，不妨自己给自己壮胆："我一定会成功，一定会的！"或者不妨自问："人人都能干，我为什么不能干？我不也是人吗？"如果怀着"豁出去了"的心理去从事自己的活动，事先不过多地体验失败后的情绪，就会产生自信心。

2.克服人际交往障碍

回避型人格的人都存在着不同程度的人际交往障碍，因此必须按梯级任务作业的要求给自己定一个交朋友的计划。起始的级别比较低，任务比较简单，以后逐步加深难度。

40

不要做惊弓之鸟 —— 创伤后应激障碍

⊙**案例故事:**

创伤后应激障碍患者的心理魔障

一位妇女三年前从一场严重的汽车交通事故中死里逃生，现在她听到远处救护车的声音，就控制不住发抖，心跳加快，手掌出汗。

一位曾经在黑暗的街道上被蒙住头暴打了一顿的男士，变得非常神经质，不愿离开家，尤其是在晚上。

两年前的一场洪水使一位妇女失去了家人和所有的一切。现在她仍然经常做有关洪水的噩梦，而且如果天气预报说夜间有雨，该女士就难以入睡，心里不踏实。

√**心理解惑:**

创伤后应急障碍心理解析

某些人在强烈的创伤后可出现一种称为创伤后应激障碍的状态。创伤事件的急性应激不仅导致躯体症状，而且导致脑内化学变化。强烈的创伤事件是指个人所经历、看到或者了解到的引起强烈惊恐、无助或者恐怖的事件。这种事件可能是涉及死亡、生命危险、严重伤害的事件，或者可能是对自身、他人有危险的事件。例如，某人可能遭遇躯体伤害，如家庭内暴力或者被强奸；在汽车、飞机或者火车交通事故中受伤害；自然灾害如台风、洪水或者龙卷风中受到伤害或者创伤；突然被告知亲人非预期的死亡。有这些变化的人可能发展为创伤后应激障碍。

心理创伤后应激障碍是一组由心理社会因素所致的精神疾病。一般认为，决定本组精神障碍的发生、临床表现与病程的因素有：生活事件和生活处境，社会文化特点，个体人格特点、教育程度、智力水平、生活态度、信念及当时的躯体功能状况等。

患创伤后应激障碍的人需要认识到这是一种疾病，就像糖尿病或关节炎一样。这个病并不代表人格弱点，患者的症状也并不是你"凭空杜撰"或"想象出来的"。

一个人在经历强烈的创伤后，如果他具有下列 3 组症状群中的一定数量的症状，就可以诊断为创伤后应激障碍。这 3 个症状群分别是：再体验、逃避或麻木、过度觉醒。症状必须超过一个月，明显影响个人生活、工作或者日常生活中的重要方面。

再体验症状群——以下至少 1 个症状：

1. 反复地、不自主地出现对创伤事件的痛苦回忆，包括与事件有关的想象和思维。

2. 反复地、痛苦地做关于创伤事件的梦。

3. 有仿佛创伤事件正在重现的行动和感受（包括再体验、情景闪回发作）。

4. 遇到与创伤事件有关的人、地点或者提示时，有强烈的精神痛苦感。

5. 遇到与创伤事件有关的人、地点或者提示时，有躯体反应（如发抖、寒战、心跳加快）。

逃避和麻木——以下至少 3 个症状：

1. 极力回避与创伤事件有关的想法、感觉或言语。

2. 极力回避能唤起回忆创伤事件的活动、场所或人物。

3. 不能回忆有关创伤事件的一些重要细节。

4. 对以前喜欢的一些活动不再感兴趣或很少参加。

5. 与家人和朋友疏远、脱离。

6. 情感麻木，周围人也能感觉到这一变化。

7. 认为生活中某些重要的目标不能再实现（例如，结婚、为人父母或长大成人）。

过度觉醒——以下至少 2 个症状：

1. 入睡困难或易醒。

2. 发怒或易激惹。

3. 难以集中注意力。

4. 过度警觉。

5. 易惊。

创伤后应激障碍的症状一般在创伤事件发生后的几周内出现。然而，有些人可能在创伤事件发生几个月甚至几年后出现症状。

∴ 心理调节：

忘记创伤，找回安宁

从以下几个方面加以确诊：

1. 有明显的生活事件为诱因，尤其是生活环境和社会地位（如移民、出国、退休、入伍等）精神障碍始于事件后 3 个月内。

2. 有理由推断生活事件和病人的人格特征起着同样重要的作用。理由是事发前病人一直精神正常，能顺利处理这类事件而无任何异常，有证词表明病人的社会适应能力不强。

3. 以情绪障碍为主要临床表现，同时有适应不良行为和生理功能障碍。

4. 精神障碍妨碍了社会功能，且病情至少 1 个月，最长不超过 6 个月。

治疗方面，运用各种方法处理症状，增强患者的应付技能。治疗方案常需要个体化，要根据患者的认知偏差、情绪和行为类型选择合适的心理、药物治疗方法。